汉竹编著·亲亲乐读系列

备孕调理身体
助好孕

U0320707

王琪 主编

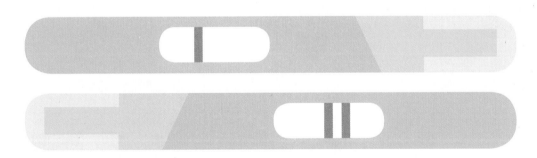

汉竹图书微博
http://weibo.com/hanzhutushu

江苏凤凰科学技术出版社
全国百佳图书出版单位
——·南京·——

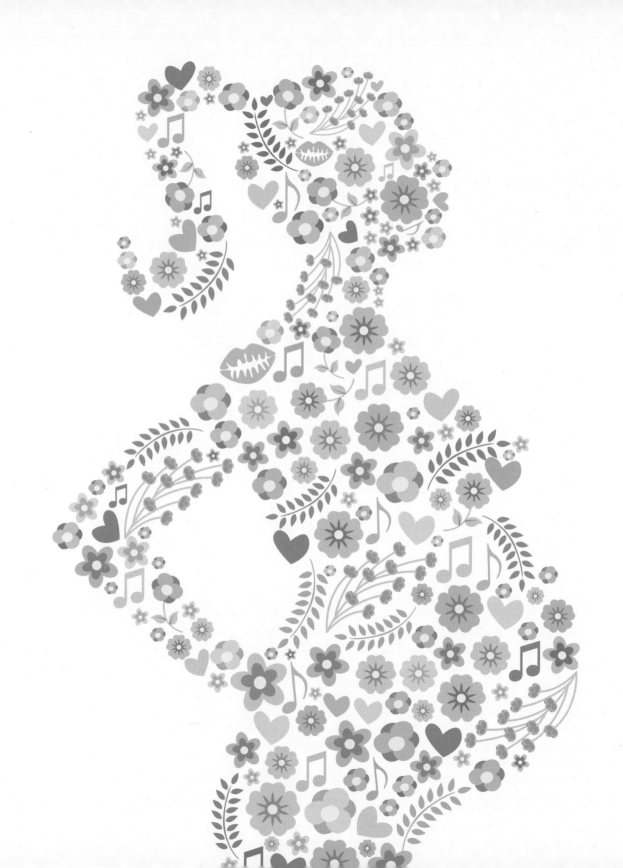

导读

孕前检查需要注意什么？
怎样算排卵期？
备孕期间吃什么好？
身体有一些小问题会影响怀孕吗？
想要二胎应如何备孕？
......

备孕夫妻最为关心的就是怎样才能快速怀上健康的宝宝，但一些备孕夫妻由于种种原因一直不能成功怀孕，这给他们带来了极大的困扰。本书为备孕夫妻提供了全面、科学的指导，希望可以助其一臂之力。

备孕期间所做的准备越充分，越容易有"好孕"。本书从孕前检查的注意事项、成功受孕的方式和技巧、备孕期间的饮食、备孕的生活调节、身体小毛病的调养等方面为备孕夫妻提供了详尽的指导，并且也涉及了大龄女性和二胎备孕的注意事项，还介绍了孕期的常见问题和处理方法，让孕妈妈能够轻松顺利地度过十月孕期。从精心备孕到成功怀孕，再到孕后护理，想要宝宝的夫妻都可以从本书中找到方法。

书中给出了备孕关键词，可以帮助备孕夫妻快速抓住重点；还有备孕调养的宜忌，让备孕夫妻避免误区，轻松备孕；此外还有专家的干货分享，用科学的方法帮助备孕夫妻少走弯路，让备孕妈妈怀得上，怀得棒！

只要在备孕期多留心，怀上健康宝宝不是难事。想要宝宝的夫妻们快打开本书，为迎接宝宝做功课吧！

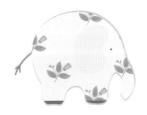

远离 8 个备孕误区，"好孕"自然来

误区 1　同房时有性高潮，生男孩概率大

　　一些年轻夫妻对于生男孩比较热衷，但网上说的"同房时有性高潮，生男孩概率大"是完全没有科学依据的。性高潮跟生男孩还是生女孩是没有关系的，胎宝宝的性别是由性染色体决定的，备孕夫妻不必刻意追求性高潮，顺其自然就好，不管男孩女孩，都是值得期待的小天使。

误区 2　怀孕前有营养的东西吃得越多越好

　　怀孕前的饮食原则是营养、均衡、全面，而不是一味地选取高脂肪、高蛋白和高热量的食物。这些食物虽然有营养，但是吃多了容易引发妊娠期间的各种并发症。

误区 3　觉得两个人的身体都很健康，不需要做孕前检查

　　生殖系统的疾病往往是悄然发生的，你认为自己健康，只是感觉健康而已。事实上有不少看似一切正常的夫妻却始终无法顺利地怀上宝宝，其实是否不孕不育并不能从表面上看出来。所以孕前检查是非常必要的，并且不要隐瞒任何的遗传病史或是身体上的不适，要如实地回答医生所有的问题，这样医生才能够做出专业的判断，指导你如何备孕。

误区 4　只要不吸烟、不喝酒就万事大吉了

　　由于备孕知识的匮乏，可能会有夫妻认为只要戒烟、戒酒就能确保怀上健康的宝宝万无一失了。这种认识很片面，生活中的很多行为和嗜好都会对孕育宝宝产生影响，如熬夜、化妆、生气等。

误区 5 只要不超过 35 岁，什么时候怀孕都一样

这种"一刀切"的说法太过武断，人的生殖能力是不可能统一在 35 岁这个节点上突然下降的，生殖能力是随着时间的流逝慢慢衰退的。一般来说，女性在二十几岁的时候生殖能力最强，之后会逐渐减弱，再加上妇科病和外界因素的影响，任何年龄段都可能出现生殖器官问题。女性最佳的生育年龄在 23~30 岁，该年龄段既有利于优生优育，又有利于产后身体的恢复。

误区 6 怀孕后再开始补充各种营养素也来得及

不少女性没有备孕的意识，往往是在月经停止之后才意识到自己怀孕，然后开始吃叶酸、钙剂等补充营养素。这些营养素最好在怀孕前就开始补充，以免胎宝宝的生长发育受到影响。

误区 7 备孕女性宜多吃水果

传统观点认为，水果中富含矿物质和维生素，且香甜可口，是备孕、怀孕期最好的食物选择之一。但实际上水果中含有大量的糖分，过量摄入糖分不能全为人体所吸收和利用，反而会给肾脏造成巨大负担，对怀孕后身体健康造成影响，所以备孕女性不宜多吃水果，要遵循适量的原则，选择适合自己吃的水果。

误区 8 全心备孕，把备孕当成唯一的"正事"

备孕夫妻切忌把要孩子当成唯一的"正事"。有些备孕女性天天测体温，总在计算排卵日，空闲时间都在看各种备孕的论坛。注意力太集中于生孩子这件事情上，任何细微的情况都会无形中被放大，使情绪紧张。备孕夫妻应把心态调整好，不要过度关注结果，每天保持愉悦的心情，把日常事务安排好。只要夫妻双方身体都没有问题，孩子自然会来的。

目录

成功备孕，孕前检查必不可少

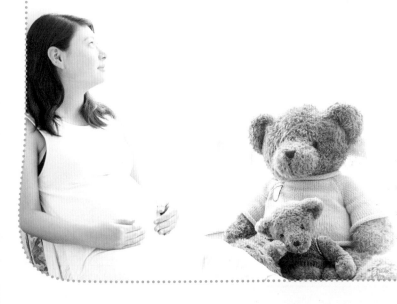

了解受孕技巧，让你更快怀上宝宝

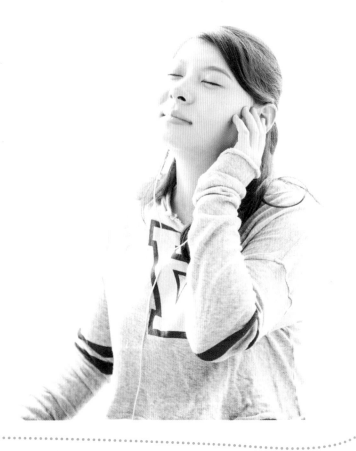

吃对"好孕"到

调节生活多运动，轻松受孕宝宝棒

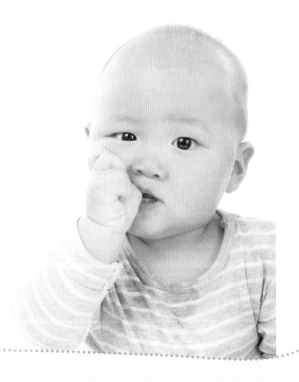

排除身体小毛病，"幸孕"随后就到

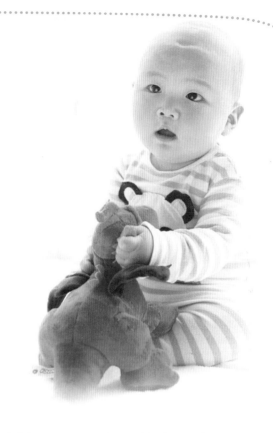

大龄女性、二胎妈妈，一样轻松备孕

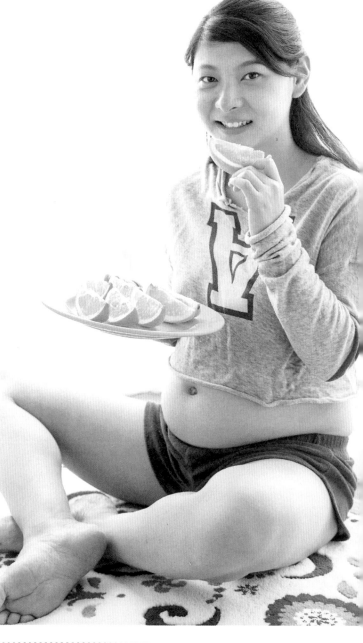

真的怀上了

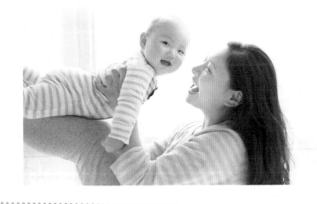

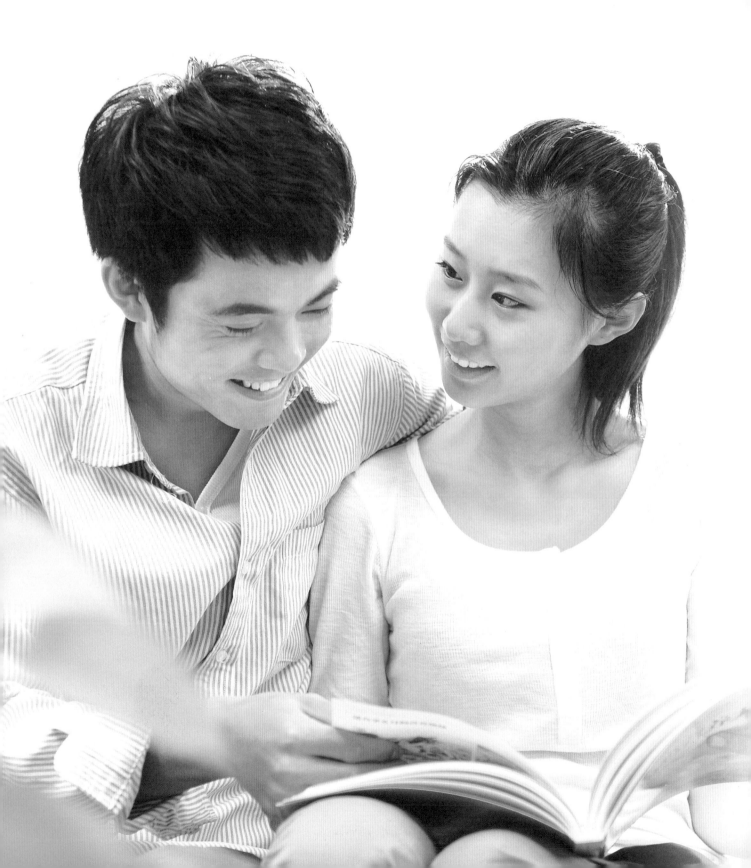

成功备孕，
孕前检查必不可少

夫妻双方拥有健康的身体才能孕育健康的宝宝，所以孕前检查是备孕不可或缺的环节。通过孕前检查，备孕夫妻可以更好地了解自己的身体状况，及时发现一些问题并对症进行调整，为顺利受孕、生产提供良好的保障。因此，备孕夫妻千万不能忽视孕前检查。此外，备孕是夫妻两个人的事，男性也要重视孕前检查，做好相关项目的检查。

女性检查做得好，怀娃没烦恼

女性在准备怀孕时，首先要去做个孕前检查，以便更好地了解自己的身体状况，继而对症调理或治疗，从而顺利孕育胎宝宝。那么孕前检查都要检查哪些项目？检查时应注意什么？一起来了解一下吧。

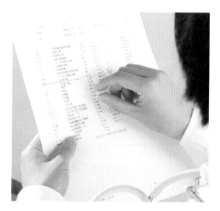

孕前检查和一般体检不一样，备孕女性不可忽视孕前检查。

普通体检不能代替孕前体检

很多人都有这样的想法：自己在单位每年都进行体检，身体很正常，还用得着再重复地做孕前检查吗？专家认为，一般的体检并不能代替孕前检查。

孕前检查的必要性

一般体检主要包括肝肾功能、血常规、尿常规、心电图等，以最基本的身体检查为主，但孕前检查主要是针对生殖器官以及与之相关的免疫系统、遗传病等的检查。这些检查可以有效地指导夫妻备孕，也可以对孕期的风险进行预估。例如，有的备孕女性可能患有糖尿病，医生会在了解病情后建议是否可以怀孕或是否需要调整治疗药物等。所以，备孕女性一定要在准备怀孕前到正规医院进行孕前检查，切不可掉以轻心。

孕前检查啥时候做

孕前检查最好在孕前 3~6 个月进行，一旦发现问题，有时间进行干预和治疗，并能留出时间来补充叶酸、调整饮食和接种疫苗。在孕前半年就要开始注意纠正不良的生活习惯，保证充足的睡眠，减少熬夜。养成良好的饮食习惯，不要偏食，饮食尽可能多样化，多吃优质蛋白食物，多吃蔬菜水果。怀孕前 3 个月不要喝咖啡，戒烟、戒酒。另外注意不要接触有毒物质和辐射源。

女性孕前检查宜忌

宜做	不宜做
宜避开月经期：选择月经干净后 3~7 天进行检查较好，此时子宫内膜已经修复好了。	忌进食、喝水：检查当天早晨，要禁止进食、喝水，因为有的项目需要空腹进行。
体检前 3~5 天饮食宜清淡：不要吃含铁高的食物，不要吃油脂含量过高的食物，否则会影响检查结果。	孕检前忌性生活：在进行孕前检查的前 3 天内不要有性生活，检查前一天注意休息好，保证精力充沛。
宜穿宽松衣服：做孕前检查时，最好穿宽松且利于穿脱的衣服，检查的时候会比较方便。这里要提醒备孕女性，不要穿连衣裙去做孕前检查。	忌清洗阴道：用洗液清洗阴道会破坏阴道原来的生态环境。

大龄女性更要重视孕前检查

大龄女性不可忽视孕前检查

很多女性为了事业或出于其他原因，将生宝宝的计划一拖再拖，年龄大了之后想要宝宝，又会出现各种身体问题导致怀不上。因此，错过了最佳生育期的女性更要做好孕前检查，尤其要检查卵巢功能是否正常。

必须做卵巢功能检查

女性随着年龄的增长，卵巢的功能开始衰退，可能会出现排卵障碍，影响正常的受孕和生育，因此要做卵巢功能检测，及时了解卵巢情况。卵巢功能检测一般是在来月经3~5天内检查生殖激素，根据这些激素可以对卵巢功能做一个评定。

良好的生活习惯让卵巢年轻化

大龄备孕女性在生活中要注意养成良好的习惯，不熬夜，保证充足的睡眠；放松心情，不要有太大的精神负担；注意合理膳食，均衡营养，多吃一些对卵巢有好处的食物，如瘦肉、水果、坚果等；还要坚持锻炼身体，有助于延缓卵巢功能衰退。

> **大龄女性最好做个全面孕前检查**
>
> 大龄妊娠的女性，身体发生异常的概率比年轻女性要大。因此，在准备怀孕时先去医院做一下全面的健康检查是非常必要的，丈夫也要一起做检查。一些疾病如果没有临床症状，就很难被发现，比如糖尿病。孕前做个全面的身体检查，保证身体在良好的状态下怀孕，心理压力自然会减少。如果存在异常，应先积极治疗，把身体调整到健康状态。大龄备孕女性千万别以为身体检查只是一个简单的流程，由于不是最佳生育年龄，所以做好孕前检查对大龄备孕女性尤为重要。

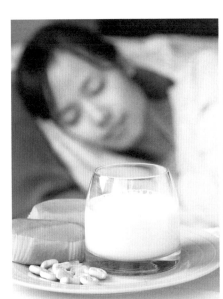

保证充足的睡眠
备孕女性要保证良好的睡眠，不熬夜，使身体得到足够的休息。

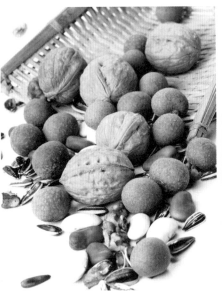

吃些坚果有好处
备孕女性吃些坚果可以补充维生素E和优质蛋白，有利于身体健康。

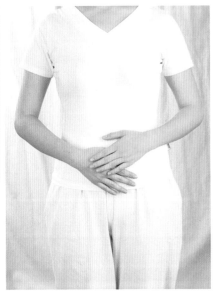

做做腹部按摩
备孕女性做一做腹部按摩有助于改善宫寒、痛经。

女性孕前检查项目

检查项目	检查内容	检查目的	检查方法	检查对象	检查时间
生殖系统	通过白带常规筛查滴虫、霉菌、支原体、衣原体感染	是否有妇科疾病和性传播疾病（淋病、梅毒等），最好先彻底治疗，然后再怀孕，否则会引起流产、早产等	阴道分泌物检查	所有育龄女性	孕前任何时间
优生四项（TORCH）	弓形虫、风疹病毒、巨细胞病毒和单纯疱疹病毒	是否感染上病毒及弓形虫，一旦感染，特别是怀孕的前3个月，会引起流产和胎宝宝畸形	静脉抽血	所有育龄女性	孕前3个月
肝功能	肝功能检查目前有大小功能两种，大肝功能除了乙肝全套外，还包括血糖、胆汁酸等项目	如果母亲是肝炎患者，怀孕后会造成胎宝宝早产等后果，肝炎病毒还可直接传播给胎宝宝	静脉抽血	所有育龄女性	孕前3个月
尿常规	酸碱度、蛋白质、红细胞、白细胞、比重、管型、尿糖等	有助于肾脏疾患的早期诊断，10个月的孕期对母亲的肾脏系统是一个巨大的考验，身体的代谢加快，会使肾脏的负担加重	尿液	所有育龄女性	孕前3个月
口腔检查	如果牙齿没有其他问题，只需洁牙就可以了；如果牙齿损坏严重，就必须提前治疗	如果孕期牙痛，考虑到用药对胎宝宝有影响，治疗很棘手，所以要提前检查，尽早治疗	牙科检查	育龄女性根据需要进行检查	孕前6个月
妇科内分泌	包括促卵泡激素、黄体生成素等	月经不调等卵巢疾病的诊断	静脉抽血	月经不调、不孕女性	孕前任何时间
染色体异常	检查遗传性疾病	避免婴儿发生遗传性疾病	静脉抽血	有遗传病家族史的育龄女性	孕前3个月
血常规	红细胞、白细胞、血小板等	排除血液问题及贫血、感染	静脉抽血	所有育龄女性	孕前任何时间
心电图	心脏情况	排除先天性心脏病等	心电图	所有育龄女性	孕前任何时间

别忘了做口腔检查

口腔有问题不利于胎宝宝健康

人体是一个完整的系统，一个器官的病变也必将影响到其他器官，在孕期更是如此。如果怀孕期间牙齿有问题，孕妈妈害怕用药会影响到胎宝宝而不敢用药。疼起来也只能忍着，心里就会特别烦躁，饭也不能好好吃，导致孕妈妈的心情不好，营养摄入不够，这些都不利于胎宝宝的生长发育。而且怀孕期如果口腔有问题，会有产生畸形儿、流产的风险，还会引发早产或导致新生儿低体重。所以，备孕女性最好提前做一次全面的口腔检查。

雌激素会加重口腔问题

一些孕妈妈怀孕前就存在口腔问题，如果没有进行治疗，怀孕后会加重。孕妈妈在孕期雌激素迅速增加，免疫力降低，牙龈中的血管会发生增生，血管的通透性增强，牙周组织变得更加敏感，所以有些原本口腔健康的孕妈妈可能也会在孕期患口腔疾病。

孕前必须治疗的口腔疾病

牙周病：孕期牙周病越严重，发生早产和新生儿低体重的概率就越大。怀孕前应该消除炎症，去除牙菌斑、牙结石等局部刺激因素。

龋齿（蛀牙）：怀孕会加重龋齿，但是孕期治疗受限，孕前未填充的龋洞可能会发展至深龋或急性牙髓炎。剧痛会令人辗转反侧，夜不能眠。调查显示，母亲有蛀牙，下一代患蛀牙的可能性也大大增加。所以，孕前治疗蛀牙，对自己和小宝宝的健康都有益。

智齿：无法萌出的智齿上如果牙菌斑堆积，四周的牙龈就会发炎肿胀，随时会导致冠周炎发作，令腮部肿胀，张口困难，无法进食，甚至有可能会得海绵窦静脉炎。

残根、残冠：如果怀孕前有残根、残冠而未及时处理，孕期就容易发炎，出现牙龈肿痛，应该及早治疗，或拔牙，或补牙，以避免怀孕期间疼痛。

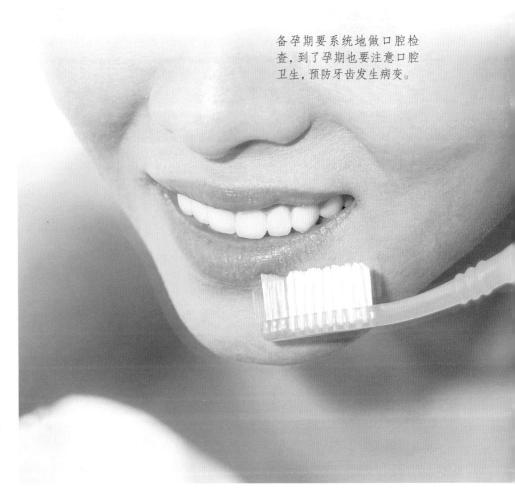

备孕期要系统地做口腔检查，到了孕期也要注意口腔卫生，预防牙齿发生病变。

乳房检查很重要

健康的乳房才可以进行母乳喂养。孕前进行细致的乳房检查，排除可能的疾病，可以为母乳喂养打下良好的基础。可以这样进行乳房自我检查：

直接观察：仔细观察每一侧乳房的外观、大小、皮肤颜色和乳头颜色，乳房是否有湿疹，或者皮肤是否出现凹陷，两个乳头高度的差别，乳头有无液体流出。

抬臂观察：抬起一侧手臂，检查乳房上部与腋下结合部有无异常。双手举过头顶，身体转向一侧反复观察乳房的侧面。用同样的方法观察另一侧。

上身前倾观察：上身前倾，寻找皮肤的凸痕或皱纹，检查乳房轮廓的变化或者乳头的回缩是否正常。

肿块检查：将右臂放在脑后，右侧乳房的乳腺组织会移向胸部的中央，用左手检查右侧的乳房是否有肿块，触摸时稍微用力，这样手将更接近乳腺组织。用同样方法检查左侧的乳房。

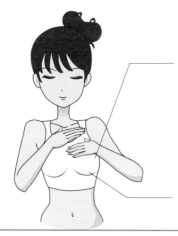

检查左乳房上方：从锁骨起到乳头进行检查，注意有无肿大的淋巴结，如发现有肿块，应注意其位置、大小、有无触痛和移动等情况。

检查乳房下方：右手触摸左乳房下方有无肿块，范围从乳头到胸罩下缘。

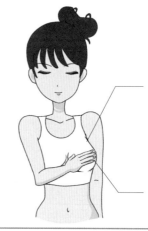

检查乳房内侧：从乳头到胸部正中，用指腹检查乳房内部，切忌将乳腺组织捏起检查。

检查乳房外侧：用中等的力量从腋窝检查到乳头外侧，检查有无硬块。

养成良好的习惯保护乳房

乳房自我检查的时间应在月经来潮后的第 9~11 天。对于初学乳房自我检查的备孕女性，可在 1 个月内的几个不同时间进行检查，之后再改为每月 1 次。有的女性一侧或两侧有乳头凹陷，可能会影响哺乳。乳头凹陷轻者可以用按摩、提拉等方式改善这种状况。

合理的膳食是乳房保健的重要方法，备孕女性饮食宜低脂高纤维，如多吃豆类、蛋类、牛奶等富含蛋白质的食物。洗澡时不要用碱性过高的洁净用品清洗乳头，如香皂等，用清水轻轻洗净即可，必要时还可以涂上专用的乳头保护乳液，以防止乳头皲裂。不要穿戴过紧的内衣，更不要束胸，以免影响乳房血液循环和乳腺管的通畅。

怀孕前要治疗乳腺炎症

乳腺有炎症要在怀孕前治疗，以免怀孕后用药影响胎宝宝。特别要注意的是，怀孕前如果乳房有包块、溢液或其他异常情况要尽早检查，排除乳腺疾病。这是因为怀孕后激素水平会发生改变，可能导致乳腺疾病越来越严重，增大治疗难度，影响孕妈妈和胎宝宝的健康。

乳腺增生症状早明白

乳腺增生是常见的乳腺炎症，女性朋友应注重乳腺保养，定期去医院检查乳房，及时发现乳腺问题，尽早进行调理。乳腺增生常见症状有：

乳房疼痛

一侧或两侧乳房经常胀痛或刺痛，以一侧症状明显多见，严重者不可触碰，更严重的甚至会影响日常生活及工作。乳房疼痛常于经期前后出现或加重，亦可随情绪变化而波动，这是乳腺增生的重要特点。

乳房肿块

肿块可发于单侧或双侧乳房内，单个或多个，形状多样，以片块状最为多见，大小不一，边界不明显，质地中等，与周围组织无粘连，触之有痛感。乳房肿块也随月经周期而变化，月经前肿块增大、变硬，月经来潮后肿块缩小、变软。

乳头溢液

在非妊娠期和非哺乳期，挤捏乳头时有液体流出，称为乳头溢液。乳头溢液是乳腺增生的常见症状之一。

少数患者可能出现乳头自发溢液，液体常呈草黄色或棕色。

做好乳房保健

孕前乳房保健不可少

乳房是女性形体美很重要的一个因素，更是将来哺育宝宝的天然绿色"粮仓"。为了自己，为了宝宝，孕前乳房保健不可忽视。

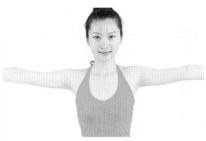

做做扩胸运动：扩胸运动可以有效促进胸部血液循环，预防和治疗乳腺增生。

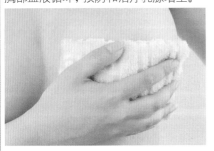

热敷缓解乳房不适：乳房胀痛时，可以用温热毛巾敷胸部。

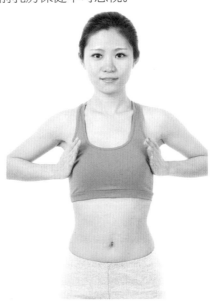

多做按摩：将手掌对称放在乳头两侧，由两侧向中心缓慢地推拉，每次做5分钟，每天做2次。可以改善乳头凹陷。

备孕调理关键词

养成乳房自检的习惯 ①
乳房自我检查简单易行，女性每个月做一次乳房自检可以及时发现乳房问题，及时治疗。

不要用药物丰胸 ②
使用药物丰胸会使得体内雌性激素水平过高，可能引起乳腺肿瘤或其他疾病。

多做胸部运动 ③
做运动锻炼胸部可以预防和治疗乳腺增生，促进血液循环，对乳腺有好处。

百分百好爸爸，从育前检查开始

男女双方中的任何一方，都对孕育优质健康的胎宝宝有影响。男性进行育前检查，可了解自己的身体状况是否适宜孕育，也可以排查不育原因，是优生优育不可或缺的一步。

男性育前检查要这样做

通常情况下，男性育前检查主要是针对生殖系统疾病等，以保证能孕育出一个健康的宝宝。男性要了解育前检查的注意事项，提前做好准备。

育前检查需注意

1. 检查前 3 天不要吸烟、喝酒，不要吃油腻、糖分高的食物。

2. 检查前 3~5 天不能有性生活，禁欲时间太短或太长都有可能影响精子的品质。

3. 体检前一天应洗澡，保证身体清洁。

4. 抽血要空腹，因此检查前一天晚饭后不要再吃东西，保证在抽血前空腹 8 小时以上。

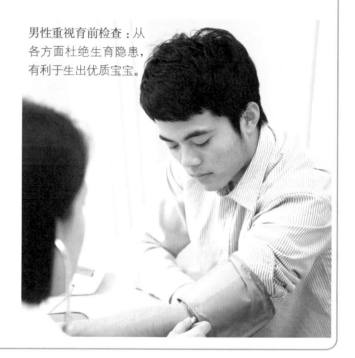

男性重视育前检查：从各方面杜绝生育隐患，有利于生出优质宝宝。

备育男性检查项目

备育男性主要检查生殖系统等。通过检查可以了解男性性功能如何、性器官发育是否正常。如果性功能异常或性器官发育异常，都会造成不育。

精液检查：精液检查主要是检查精子的活动度、畸形率和精子总数等。精液的质量直接影响受精卵的质量，如果精子质量不好或数量不足，受精卵异常的概率就会很大。一般情况下，这项检查并不是必须要做的。未避孕，正常性生活 2 年以上未育的，一般都会做这项检查。

前列腺液检查：正常为乳白色、偏碱性。有炎症时白细胞数量增加，甚至会见到成堆脓细胞，需及时治疗，否则会影响精子的正常功能，间接导致男性不育。

男性泌尿生殖系统检查：检查是否有隐睾、睾丸外伤和睾丸疼痛肿胀、鞘膜积液、斜疝、尿道流脓等情况，如男性患有泌尿生殖系统的疾病，对下一代的健康影响极大。

全身检查：血压、血脂、肝功能等也需要检查，以了解基础健康状况。有些时候，梅毒、艾滋病等传染病检查也是很有必要的。

染色体检查：检查遗传性疾病，排除由染色体异常而导致缺陷儿出生的情况。

精液检查，宜注意这几项

众所周知，健康宝宝首先必须是健康的精子和健康的卵子结合，因此男性育前检查最重要的就是精液检查。精液检查通过以下指标来确认：

精液颜色：正常精液为灰白色或乳白色。淡黄色见于排精时间间隔长者。棕红色见于精囊炎症、精囊肿瘤、前列腺炎症患者。

精液气味：类似角豆树或栗树花的特殊腥味，有难闻的气味表明可能有感染。

液化：正常精液刚射出时呈稠厚的胶冻状，并于3~30分钟后液化，化为稀薄的液体。反之则不正常。

精液量：正常为2~6毫升，少于1毫升或多于8毫升均为异常。

酸碱度：正常pH为7.0~7.8。

白细胞：白细胞增多表明生殖道或副性腺存在感染，比如前列腺炎。

精子形态：如果精子的畸形率超过20%，生育力可能会受到影响。

存活率：精子死亡率超过50%，精子活动力低于60%，都会引起不孕。

重视精子质量

精子质量越高越好

精子的好坏关系到将来宝宝的健康，一定要重视。生活中要注意改善不良习惯，提高精子质量。

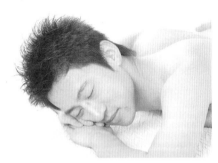

不要趴着睡觉：趴着睡会压迫阴囊，使阴囊温度升高，对精子生长不利。

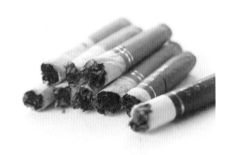

远离烟酒：烟酒会影响精子质量，使精子发育不良，活力降低。

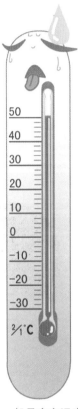

少去蒸桑拿：一般桑拿室温度可达50℃以上，会严重影响精子的生长发育，导致弱精、死精等病症。

备孕调理关键词

1 平衡膳食
精子的生成需要多种维生素、蛋白质、钙、锌等营养素，所以男性饮食要注意种类丰富。

2 锻炼身体
适度的运动能够改善身体的综合素质，无形中增加精子的活跃程度。

3 注意卫生
洗澡时注意清洗包皮垢，毛巾要经常晾晒。

孕前检查应进行遗传咨询

孕前检查时最好进行遗传咨询。备孕夫妻在备孕前最好和父母沟通，看看有无家族遗传病史，详细了解自身的健康状况和潜在风险，为孕育健康的宝宝打好基础。

什么是遗传咨询

遗传咨询是由专业人员或医师，对咨询者提出的家庭中遗传性疾病的病因、遗传方式、诊断、预后、复发风险率、防治等问题予以解答，并提出婚育建议，以达到最佳防治效果的过程。除了外伤，绝大多数自发性疾病都可以列入遗传咨询范围。备孕夫妻进行

遗传咨询的主要目的就是降低遗传病患儿的出生率，预防胎儿出生缺陷。

备孕夫妻可以做个基因检测

基因是 DNA 分子上的一个功能片段，是遗传信息的基本单位，是决定一切生物物种最基本的因子。基因检测可以诊断疾病，也可以用于疾病风险的预测。目前应用最广泛的基因检测是新生儿遗传性疾病的检测、遗传疾病的诊断和某些常见病的辅助诊断。目前 1 000 多种遗传性疾病可以通过基因检测技术作出诊断。

遗传咨询可以降低遗传病患病儿的出生率，预防胎儿出生缺陷。

需要进行遗传咨询的对象有：

（1）夫妇双方或家族成员有某些遗传性疾病或先天畸形者。

（2）曾生育过遗传病患儿的夫妇。

（3）不明原因的智力低下或先天畸形的父母。

（4）有不明原因的习惯性流产、死胎、死产者。

（5）原因不明的不育不孕夫妇。

（6）35 岁以上的高龄孕妇。

（7）长期接触不良环境因素的育龄男女。

（8）孕期接触不良环境因素及患有某些慢性疾病的孕妇。

（9）常规检查或常见遗传病筛查发现异常者。

父母的疾病可能遗传给宝宝

遗传病是指由遗传物质发生改变而引起的或者是由致病基因所控制的疾病。这些疾病完全或部分由遗传因素决定，常为先天性的，也有后天发病的，如先天愚型（唐氏综合征）、多指（趾）、先天性聋哑、血友病等。遗传病的发病表现出一定的家族性。父母的生殖细胞（精子和卵子）里携带的致病基因，传给了自己的子女，这些子女结婚后还可能把致病基因传给下一代。遗传病分单基因或多基因遗传病、常染色体或性染色体病，有显性的也有隐性的。

常见的单基因遗传病有多指（趾）、并指（趾）、原发性青光眼、先天性聋哑、高度近视、白化病、血友病等。人的身高、体型、智力、肤色和血压等均为多基因遗传，唇裂、腭裂等也是多基因遗传病。此外，还有一些疾病受多基因遗传和环境因素的双重影响，如哮喘病、精神分裂症、糖尿病、高血压、高脂血症、肥胖症、高度近视等。

及早预防"母女相传"的疾病

研究证实，多种疾病容易在母女间遗传。多了解这些具有"母女相传"倾向的疾病，可以让我们及早预防，远离这些疾病。

乳腺癌：家族遗传患病率比常人高 7~8 倍。乳腺癌是一个具有明显遗传特征的疾病，如果一个家族中不止一人患有乳腺癌，就应当怀疑是否为遗传性乳腺癌。

抑郁症：母亲有情绪不稳定的疾病，有 10% 的可能会传给女儿。

肥胖症：肥胖症有 25%～40% 是遗传因素所致，女性的体重、体型与其母亲的相关性比父亲大。

骨质疏松：母亲患有骨质疏松疾病，女儿患同样疾病的概率会很高，也更有可能骨折、驼背等。

留意"传男不传女"的遗传病

有一类疾病是由性染色体 X 上的基因决定的。女性有 2 条 X 染色体，男性只有 1 条。如果某种疾病是 X 染色体上的隐性基因所致，那么在女性体内可能被另一条 X 染色体上的显性基因所掩盖，而 Y 染色体上没有与之对应的基因，因此 Y 染色体上携带的致病基因将很容易地被表现出来。比如秃头，父亲遗传给儿子的概率是 50%，外公遗传给外孙的概率是 25%。再比如血友病，是典型的伴性遗传疾病，只有男孩会患病。女性基因携带者会把致病基因传给后代，其中男性后代 50% 可能患病，女性则只是致病基因携带者。

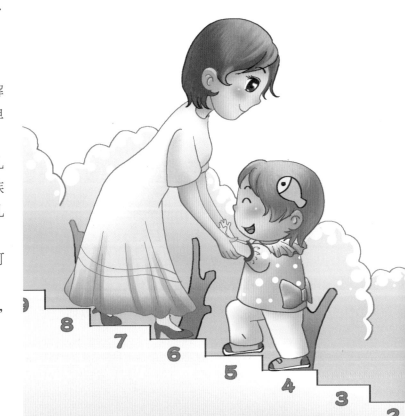

孕前检查，出现小问题不要慌

备孕夫妻通过孕前检查可能会发现一些影响怀孕的问题，这时不用过度担心无法怀孕，要注意调整心态，不要慌乱和不知所措。许多小问题只需要根据医生的建议进行治疗即可，或者根本不需要治疗，只需改变生活习惯就能改善。

卵巢囊肿要听医生指导

"卵巢囊肿"，顾名思义，指卵巢内部或表面生成肿块。它是卵巢肿瘤的表现形态之一，绝大部分卵巢囊肿都为良性肿瘤。发病原因可能与遗传、环境及生活方式和内分泌等因素有关。卵巢囊肿的主要症状表现为：

下腹坠痛：经常出现下腹坠痛，一定要及时诊治，排除卵巢囊肿的可能。

腹内肿块：某些患者下腹部会有肿块，肿块可移动，一般触之无痛感，但恶化后会有刺痛感。

月经不调：卵巢囊肿会导致女性的卵巢失去正常的功能，从而引发女性月经不调，有些严重的会出现闭经。

卵巢囊肿的治疗考虑两个方面：一是它的性质，二是它的大小。大多数卵巢囊肿都是良性的，且许多肿块可能会自行缩小，所以可能根本不影响怀孕，也不需要特别的治疗。如果囊肿过大或有恶化倾向（如增长过快），影响正常排卵，这时就要进行药物治疗或者手术治疗。一般建议治疗后再怀孕，现在手术治疗后成功受孕的例子很多，所以备孕女性不用太过担心。

子宫肌瘤酌情处理

子宫肌瘤根据肌瘤生长位置分为浆膜下肌瘤、黏膜下肌瘤、肌壁间肌瘤。一般浆膜下肌瘤对于受孕的影响比较小；黏膜下肌瘤会造成经期延长和月经量增多，容易造成不孕和流产；肌壁间肌瘤如果较小，一般不影响受孕，如果肌瘤大会使宫腔变形，子宫内膜受压，影响受精卵的着床和胚胎发育。

子宫肌瘤可根据具体情况选择药物治疗或者手术治疗。如果是浆膜下肌瘤，且数量不多，手术后1年就可以怀孕；如果肌瘤较大，数量多，那就需要避孕2年以上。一般在手术剥离子宫肌瘤后的1年内，不能怀孕；如果子宫肌瘤长在宫腔内，需积极治疗后才能计划怀孕。

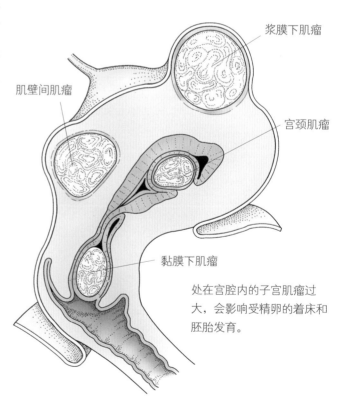

浆膜下肌瘤

肌壁间肌瘤

宫颈肌瘤

黏膜下肌瘤

处在宫腔内的子宫肌瘤过大，会影响受精卵的着床和胚胎发育。

治好宫颈炎再怀孕更安全

宫颈炎一般不会影响怀孕，但是如果炎症较重，会影响宫颈功能，从而对怀孕造成影响。重度宫颈炎患者常有阴道分泌物增多，白带黏稠，有时候呈脓性，使阴道内环境改变，毒素炎症细胞增多，非常不利于精子通过宫颈管。

宫颈炎可采用阴道灌洗、局部上药、中药治疗、物理疗法等方法治疗，但一定要在医生指导下进行。日常要讲究性生活卫生，避免人工流产，以减少人为的创伤和细菌感染的机会，并定期做妇科检查，以便及时发现宫颈炎症，及时治疗。

白带异常，要查原因

如果孕前发现白带异常，要及早检查和治疗。到任何一家正规医院做妇科常规检查，都可以查出白带异常的原因，并在医生的协助下进行相应治疗。做好日常防护，可以防止细菌侵入阴道，影响子宫。以下几点会对你有所帮助：

（1）个人贴身物品，如内裤、泳裤要单独放置。

（2）少去公共浴池、泳池。在外住宿，自带随身衣物，不用他人或旅馆提供的浴巾、衣物等。

（3）采用淋浴，最好不用盆浴。

（4）贴身衣物要勤洗勤换，并在阳光下晒干。

（5）每天用温水（开水凉温）清洗外阴和阴道口。除非是医生开的处方，否则不要用任何洗液，因为它们会破坏阴道本来的酸碱平衡。

（6）私处清洗用具要卫生。

老公精子不好，别灰心

精子是影响怀孕的一大因素，精子的数量、质量和活力是优生优育的关键。备孕女性是不是一听说自己老公精子不好，立马就会觉得怀孕无望呢？其实许多因素都可能影响到精子质量，如年龄、生活习惯、环境、药物、精神紧张等。应该通过检查确定影响精子质量的原因，如果是前列腺炎等疾病引起的就要对症治疗；如果本身不存在其他疾病，可听从医生的指导服用提高精子质量的药物。

备育男性只要按照医生的要求按时服用药物，同时注意戒烟戒酒、饮食规律、锻炼身体，一般都可以提升精子质量。另外，备孕夫妻不要过于紧张，以免影响到正常的内分泌系统，使治疗期延长。

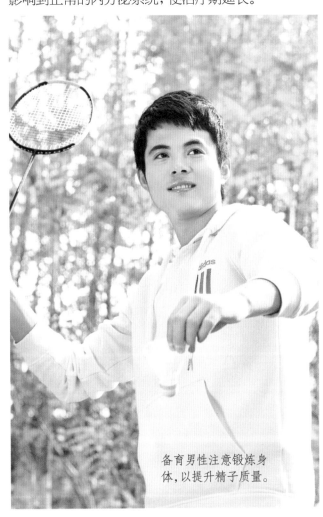

备育男性注意锻炼身体，以提升精子质量。

> 孕前检查可能设在内科，也可能设在妇科或计划生育科，挂号前需咨询清楚，以免耽误时间。

孕检挂号需提前咨询

孕前检查你做对了吗？

专家带你少走备孕弯路

想必不少备孕夫妻已经知道了孕前检查的重要性，也准备去医院检查，但你真的准备充足了吗？来看看妇产科专家的孕前检查干货吧！

孕前检查挂什么科？

既然决定去做孕前检查，那么下一步就是选定日子，去医院排队挂号了。一般只要去医院的导医台咨询一下，就可以知道挂哪一科了。

咨询清楚再挂号

就目前我国的情况来看，做孕前检查可以到妇产医院、妇幼医院和一些综合类医院进行孕前检查。有些医院还专门设立孕前检查专科门诊，专门提供孕前检查服务。当然也有些医院会把孕前检查设在内科，而有的医院会把孕前检查设在妇科或计划生育科。不同的医院有不同的规定，最好是先到医院导医台或者挂号处进行详细询问再排队挂号，以免浪费精力，耽误检查时间。

孕前检查应尽先咨询医生再挂相关科室的号，以免浪费时间。

年年都体检还要做孕前检查吗？

许多人认为自己年年体检，身体很健康，没必要再做孕前检查，这种想法是错误的。

孕前检查必不可少

体检是以最基本的身体检查为主的，而孕前检查主要是针对生殖系统以及与之相关的免疫系统、遗传病史等的检查。孕前检查中的生殖系统检查、甲状腺功能检查、遗传疾病检测、染色体检查、TORCH 筛查等项目都是普通体检项目中没有的，却对孕育宝宝有着至关重要的影响。备孕是件大事，优生优育非常重要。因此孕前检查是必不可少的，想要孩子健康地成长，首先不要输在起跑线上，父母的基因不能选择，但是父母的备孕状态是可以选择的。所以，不能因为参加过体检就不进行孕前检查。

> 普通体检和孕前检查真不一样，备孕夫妻一定要做好孕前检查。

普通体检≠孕前检查

> 备孕夫妻孕检前除了要做好身体准备，还要有一定的心理准备。孕前检查时医生会询问一些较私密的问题，如有无遗传病史、性生活情况等，别害羞，要如实回答这些问题，以便更好地了解自己是否具有备孕的条件。

面对医生的询问要如实回答

孕前检查都准备什么？

孕前检查时间一般安排在准备怀孕前3~6个月，以便在发现异常或不适合怀孕的问题时，能及时进行解决。男女双方在孕检之前要注意饮食清淡，不要吃油脂含量过高的食物，女性孕前检查要避开月经期，检查前3天不要进行性生活。

孕前检查当天需注意

孕前检查当天不能吃早饭，也不能喝水。可以带上早饭和水，等待抽血结束之后再食用。

孕前检查一定要去大医院、名医院吗？

一般情况下，妇产医院、妇幼医院都可以做孕前检查。备孕夫妻可以根据所在居住地情况进行选择，例如通过相关网站查看医院资质，或者向身边做过孕检的人询问医院环境、硬件设备、医护服务等是否到位，不要一味迷信大医院、名医院。

备孕二胎也要做孕前检查吗？

一些妈妈认为，生第一个宝宝前已经做过孕前检查了，备孕二胎就没必要再做检查了。这种想法是不对的。随着女性年龄的增长，备孕二胎时的身体状况与备孕第一胎时往往有很大区别，此时更要重视孕前检查。

大龄妈妈备孕二胎前一定要注意检查子宫，只有子宫健康，才适合怀孕。特别是头胎剖宫产的妈妈，二胎在孕33周以后，每周至少去医院产检1次，注意之前剖宫产的切口及胎宝宝的发育情况。子宫颈检查也是一个需要考虑的检查项目，拥有健康的子宫才能够保证二胎怀得安心、生得健康。

> 经历过一次生产之后，再次怀孕及生产的过程中出现风险的概率会大大增加，一定要调养好身体，以最佳身体状态迎接二胎的到来。同时女性备孕二胎时如果年龄超过35岁，孕后发生早产、妊娠高血压疾病等问题的概率就会增加，分娩的风险也会较高。所以，备孕二胎更要重视孕前检查。

做好孕前检查，以健康的身体迎接二宝的到来

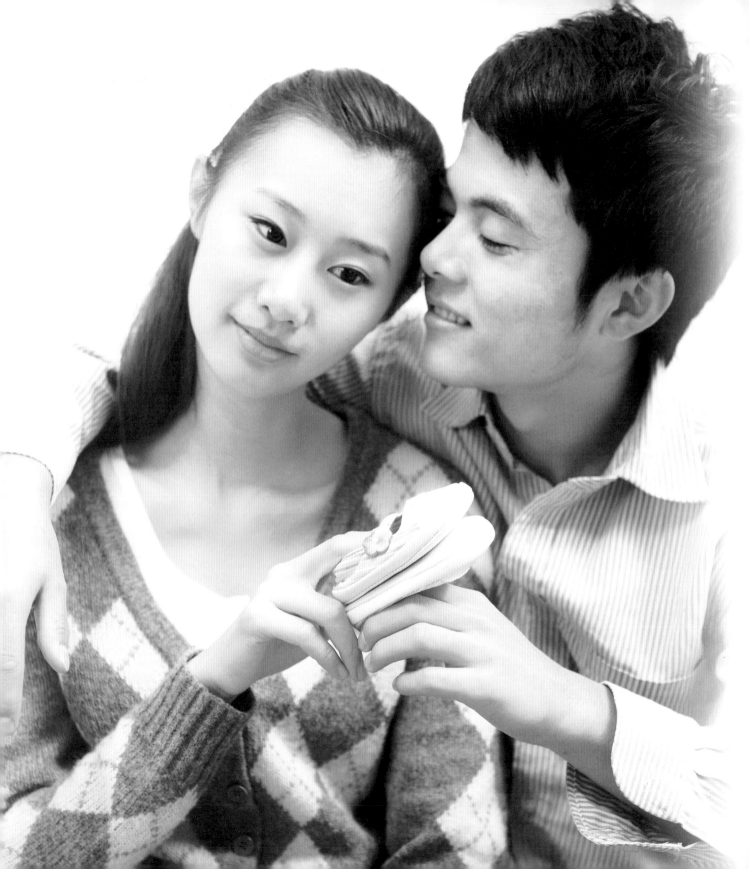

了解受孕技巧，
让你更快怀上宝宝

许多夫妻备孕了好长时间也怀不上宝宝，可能由于备孕方法是错的而导致。备孕也有许多技巧，了解备孕的好方法有助于更快怀上宝宝。要在排卵期合理安排性生活，把握易受孕的时机，创造良好的环境。做足准备并了解受孕的技巧，很快就会迎来小天使啦！

算准排卵期，"好孕"自然来

一般来说，正常生育年龄的女性卵巢每月只排出 1 个卵子。医学上将排卵日的前 5 天和后 4 天，连同排卵日在内共 10 天称为排卵期。排卵期是受孕的好时机，备孕女性赶快查一查自己的排卵期吧！

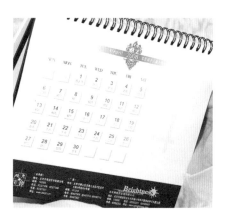

排卵期是受孕的好时机，掌握准确的排卵期，合理安排性生活有助于顺利怀孕。

排卵试纸测排卵宜忌

宜做	不宜做
宜每天都测：人体内黄体生成素（LH）值在不断变化之中，所以坚持每天测，记录好每次测试的结果，才能更清晰地看到排卵变化。	不宜完全相信测排卵期的 APP：对大多数人来说，手机 APP 测排卵期的准确率并不高，所以不能单独使用它来安排性生活频率。
宜每天固定时间测试：在连续几天测排卵的过程中，应尽量在每天同一时间进行，形成规律，效果更准确。	不宜大量饮水：排卵试纸法测排卵通过尿液进行检测，因此不要过多饮水，以免影响结果。
宜多种测排卵方法同时进行：一些女性本身对孕激素的刺激并不敏感，基础体温变化不大。	不宜使用晨尿测排卵：晨尿中 LH 峰值过高，容易超出测排卵试纸的监测范围，出现误判情况。

多种方式测排卵期，总有一款适合你

掌握准确的排卵期，有利于顺利怀孕。测排卵期有多种方法，下面介绍几种常见的方式。

最简单的算式推算法

一般来说，月经规律的女性会在下次来月经前 2 周左右（12~16 天）排卵，这样就可以根据自己以前月经周期的规律推算出排卵期。

观察宫颈黏液——生理感知

月经周期可划分为干燥期—湿润期—干燥期。月经干净后，宫颈黏液稠而量少或没有黏液，称为"干燥期"，此时不宜受孕。月经周期中期，黏液增多而稀薄，阴道内分泌物增多，称为"湿润期"，也称"易孕期"。

操作简单的基础体温法

基础体温指经过一夜睡眠后，在没有受到运动、饮食或情绪变化影响时所测出的体温。月经开始后一两周内是基础体温的低温期，中途过渡到高温期后，再返回低温期时，即开始下次月经。从低温期过渡到高温期的分界点那天，基础体温会降到最低，以这一天为中心，前两日和后三日称为排卵期。

测排卵工具——排卵试纸

用排卵试纸测排卵相对来说比较准确，而且在药店可以很方便地买到，想知道自己准确排卵日的备孕女性可以采用这种方法。

排卵试纸这么用

正常女性体内保持微量的黄体生成素(LH)，在月经中期LH的分泌量快速增加，形成一个高峰，并在此后48小时内刺激卵巢内成熟卵子的释放。这段时间女性最容易受孕。排卵试纸测排卵期，就是利用此原理，下面就看看如何测排卵吧：

尿液收集：用洁净、干燥的容器收集尿液。收集尿液的最佳时间是上午10点到晚上8点，收集前2小时应减少水分摄入，因为稀释了的尿液样本会妨碍LH峰值的检测。

试纸测试：取出试纸，手持测试条，将有箭头标志线的一端插入尿液中，约3秒后取出平放，10~20分钟后观察结果，结果以30分钟内阅读为准。测试纸插入尿液深度不可超过MAX标志线。

未到排卵日的结果：测出有2条线，下面一条是检测线，上面是对照线，下面一条颜色比上面浅，表示到排卵期，但尚未到排卵高峰，此时需要连续几天测试。

排卵日的结果：测出来有2条线，下面一条是检测线，上面一条是对照线，下面一条颜色比上面深或者一样深，表示将在24~48小时内排卵。

排卵期已过的结果：测出试纸上端只有1条线，表示未到排卵期或排卵高峰已过。

宜连续测排卵

如果只见对照线，没有检测线，可以隔一两天一测。一旦出现浅红色检测线，说明已经进入排卵期，但还没到排卵高峰期。这时需每隔24小时测一次，因为高峰只有1天，且这1天的前后，检测线都比对照线要浅，所以如果不坚持每天测容易错过排卵高峰，就会让人误认为无排卵。直到检测线和对照线颜色相同或比对照线深，说明将在24小时之内排卵，此时是怀宝宝的最佳时期。所以一个周期一般连续测四五天就可以测出排卵高峰，每天测量上午10点至晚上8点之间的尿液进行观察。

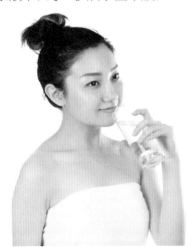

不要喝太多水
饮用过多水会影响测试结果。

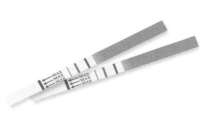

打开测排卵试纸后要尽快使用
打开排卵试纸包装后，应在1小时内尽快使用，以免影响灵敏性。

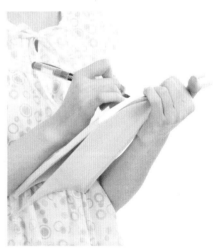

做好记录
每天测完排卵后要将结果记录好。

算准排卵期，然后呢

想要顺利怀孕，找准排卵期很重要，备孕夫妻要在女性排卵期合理安排性生活，可以极大提高受孕概率。此外，夫妻双方保持愉悦的心情也十分重要，要学会放松，更容易有"好孕"。

把握排卵期，增加受孕率

女性每个月在排卵期排出一个成熟的卵子，夫妻双方要抓住排卵期进行性生活，把握住受孕的最佳时机，可以让精子和受精卵尽早相遇。

受孕的过程

每月的排卵期一到，卵泡破裂，卵子势如破竹游离而出，马上就被吸入输卵管，然后在纤毛的推动下缓慢地移向子宫。一般在靠近卵巢的部位，静静等待与精子的约会。

然而，如果卵子在 30 小时内没有等到精子，受精能力就会迅速减弱并消失。这是因为黄体的退化导致黄体酮量减少，子宫内膜脱落，进入月经期。反之，如果等到精子，受精成功，黄体酮的分泌量猛增，子宫内膜也就随之增厚，这也为受精卵的植入做好了准备。

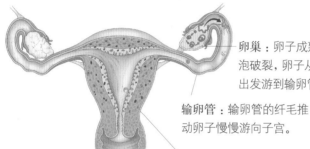

卵巢：卵子成熟后，卵泡破裂，卵子从卵巢中出发游到输卵管。

输卵管：输卵管的纤毛推动卵子慢慢游向子宫。

子宫内膜：受精成功后，子宫内膜也随之增厚。

精子：最先突破卵子表面透明带的精子与卵子结合成受精卵。

受精卵：受精卵一边分裂一边游向子宫，6~8 天会埋入子宫内膜下。

排卵期合理安排同房

正常女性每个月仅有一个卵子成熟，一年排出成熟的卵子约 12 个，即有 12 次的机会受孕。因此，准确抓住排卵期安排性生活，就是抓住了受孕的最佳时机。所以，想要快点怀上宝宝，就要找准排卵期，找对了排卵期后，女性就应该根据自己的排卵周期规划好同房的日期，争取在排卵期怀上宝宝。在排卵期每隔一天同房一次，可大大增加受孕的概率。

排卵前就要开始性生活

一般来说，精子排出体外后，在女性生殖管道中平均的存活时间分别为：阴道 0.5~2.5 小时，宫颈 48 小时，子宫 24 小时，输卵管 48 小时。而一个卵子从卵巢排出，在输卵管内存活时间为 12~16 小时。受精的发生是在输卵管的卵丘或附近。虽然排卵时产生的一些趋化因子会加速精子的运行速度，但是排卵后精子才能进入女性体内，就很有可能失去很多受孕机会。所以，专家建议在排卵前 1 周每 2 天性生活 1 次，这样可使精子提前或准时到达输卵管和卵子擦出"火花"。

在排卵期要放松心情

许多人都知道排卵期是受孕的最佳时机，会利用这段时间想方设法"造人"，一些夫妻太想要宝宝了，以致经常处在紧张状态，这反而不利于受孕。夫妻双方放松心情更有助于宝宝的到来。

维持和谐的性生活

女性排卵期间备孕夫妻要合理安排性生活，要注意在日常生活中多交流、多沟通，并给双方自由的空间，使夫妻关系更加融洽。在性生活前适当地多制造一些浪漫，使双方都得到满足，有利于孕育聪明的宝宝。

保持轻松愉快的心情

如果想要孩子的心情比较急切，或是处在来自周围亲戚、朋友的压力中，会使备孕夫妻经常处于焦虑和紧张中。有时，甚至连自己都意识不到已经处于这种紧张之中。精神的过度紧张、焦虑，会引起男性精子减少、女性排卵障碍等一系列影响妊娠的生理变化。

放松心情好孕来

备孕关键词

1 性生活不宜过于频繁
频繁的性生活会导致双方疲惫、乏力，使精神过度紧张，影响规律排卵。

2 注意卫生
夫妻双方要注意个人卫生，性生活前要清洗私处，内衣裤要经常换洗。

3 保持好心情
抓住排卵期的同时，夫妻双方保持轻松愉悦的心情对受孕更为有利。

多种方式放松心情

放松心情的方式有很多，但备孕夫妻要选择健康的方法进行自我情绪调节，进行适度运动、听音乐、相互倾吐烦心事都是较好的方式。

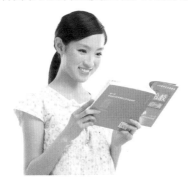

读你喜欢的书：闲暇之余读一读书，可以获得不一样的心情。

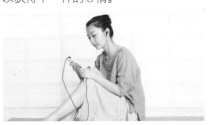

听音乐，远离烦躁：工作之余或者饭后、睡觉前，听一听舒缓或快乐的音乐，可以调节心情。

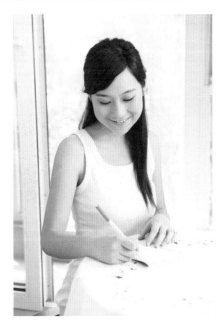

写日记：把心情写在日记本上，是一种发泄方式，也是一种舒缓心情的方式。

抓住怀孕好时机

想要孕育聪明、健康的宝宝，把握怀孕最佳时机非常重要。男女的年龄、受孕的时间、卧室的环境、易于怀孕的季节……备孕夫妻要多多把握这些良好时机，才能顺利怀上宝宝。

把握生育最佳年龄

虽然男性和女性在进入青春期后就可以生育，但此时精子和卵子的发育往往不成熟，而如果年龄太大，精子和卵子质量下降，不利于受孕。只有在最佳生育年龄才有利于孕育出健康的宝宝。

男女生育的最佳年龄不一样

男性生育最佳年龄为 25~35 岁。男性在 35 岁以后，体内的雄性激素开始衰减，精子基因突变的概率也相应增高，精子数量和质量都得不到保证，对胎宝宝的健康也会产生不利影响。

女性生育最佳年龄为 23~30 岁。此时女性生理成熟，卵子质量高，精力充沛。若怀孕生育，分娩风险小，胎宝宝生长发育良好，也有利于产后抚育宝宝。35 岁以上的女性，卵巢功能减退，卵子质量下降，受孕能力下降，受孕后胎宝宝发生畸形的可能性增加，流产率也会增加，难产的发生率也将随着年龄的增长而增加，因此应该尽量避免 35 岁以上受孕。

好情绪帮你孕育好宝宝

抑郁、快乐等心理状态能引发激素和化学物质的分泌改变，影响精子和卵子，从而在怀孕期间造成胎宝宝长久的改变。当人体处于良好的精神状态时，体力、精力、智力、性功能都处于高峰期，精子和卵子的质量也高。夫妻生活时情绪快乐，心情舒畅、平和，不仅可以让胎宝宝身体更加健康，还有利于其将来形成快乐的性格。

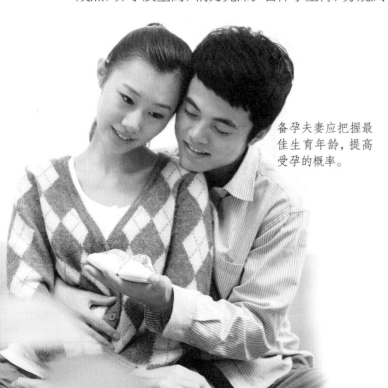

备孕夫妻应把握最佳生育年龄，提高受孕的概率。

了解最佳受孕时间

人体的生理现象和机能状态在一天 24 小时内是不断变化的。上午 7~12 点，人体机能状态呈上升趋势。中午 1~2 点，是白天人体机能最低时刻。下午 5 点再度上升，晚上 11 点后又急剧下降。一般来说，晚上 9~10 点是受孕的最佳时刻，因此备孕夫妻的性生活应在晚上 9 点左右进行，此时人体机能状态良好，利于精子和卵子的结合，可以增加受孕概率。

备孕调理关键词

① **打造良好环境**
保持室内陈设清洁整齐，良好的居室环境让夫妻心情舒畅，更有利于提高受孕成功率。

② **吃果蔬补充营养**
备孕夫妻经常吃一些水果和绿色蔬菜可以补充维生素，提高身体免疫力。

③ **放松心情**
选择了最佳受孕时机的同时，夫妻双方保持轻松愉悦的心情对受孕更为有利。

受孕的良好环境

良好的环境是受孕和优生不可缺少的条件。环境是一切的基础，为了未来宝宝的健康，营造一个最佳受孕环境是非常必要的。

卧室要清洁整齐

室内陈设应摆放整齐有序，被褥、枕头等床上用品清洁整齐，最好是刚刚洗晒过，能散发出一股清香味道。这是因为恬静而清洁整齐的环境，会对人们的心理产生正面的影响，有利于夫妻双方心情舒畅和情意缠绵。在这样良好的环境下受孕，对于以后胎宝宝正常生长发育是十分有益的。

常给卧室通风

居室应保持清洁安静、阳光充足。24~26℃是最适宜的温度。经常给房间通风换气，使室内的二氧化碳及时排出，补充进新鲜空气。

秋季适合"造人"

秋季是受孕的最佳季节

经研究发现，精子在秋季活动能力最强。而且秋季气候舒适，这个时期受孕，胎宝宝较少受到病毒感染。秋季果蔬种类丰富，可以为备孕夫妻补充营养。

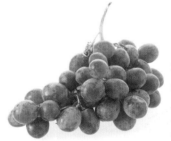

葡萄：含有 B 族维生素和铁、磷、钙等营养成分，有助于改善气血不足。

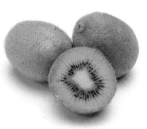

猕猴桃：富含胡萝卜素、维生素 C、维生素 E 和叶酸等物质，能够提高身体的抵抗力。

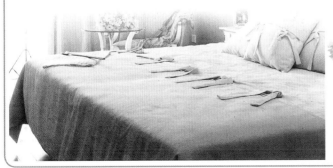

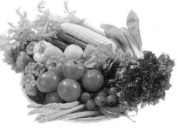

绿叶蔬菜：含有大量维生素 C 和磷、铁等矿物质，可以使身体更健康，利于备孕。

同房姿势也有讲究

成功怀孕的概率和同房的姿势也有很大关系，关于哪种同房姿势容易受孕的问题，大多数备孕夫妻都羞于启齿，他们宁愿在网上或杂志上搜寻相关的信息，也很少向医生询问，所以在这里向大家普及一下。

受孕最佳体位

一般说来，受孕的最佳体位是男上女下、女性平躺仰卧位。这样的体位便于位于上方的男性使阴茎更深、更近地触到女方宫颈，射精直接射在宫颈周围。相当于无形中帮助精子更快、更容易地经过子宫颈而进入宫腔，去找等候在输卵管内的卵子。平躺仰卧的姿势方便精液在宫颈口周围停留，为精子进入子宫创造有利条件。男方在最后冲刺的时候，尽量接近宫颈深处，也是使精子路程缩短的方法。

一般认为立位和坐位是不容易受孕的同房体位。因为性生活时女性生殖器官下垂，阴道口开放，性生活结束后绝大部分精液随着阴茎的抽出而流出体外，受孕概率比较低。

其他易受孕的同房姿势：

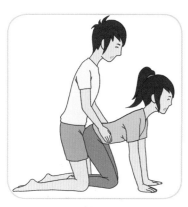

后位式：妻子采取俯卧位，丈夫从后面深入，这种姿势对子宫倾斜的备孕女性尤其有利。

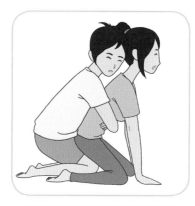

背后体位：丈夫从后面抱住妻子，这种姿势既有利于精子接近子宫颈，也有利于精子沉淀在子宫中。

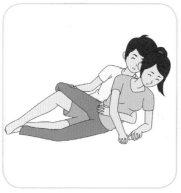

交叉体位：妻子侧卧将双腿张开，丈夫把腿放进妻子大腿内侧，这种姿势有助于精子游到子宫深处。

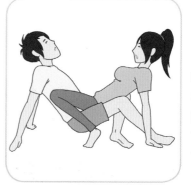

骑马体位：妻子直接坐在丈夫腿上，可以用手支撑住身体，这种姿势可以让精子最大限度地接近子宫颈。

同房后的细节要注意

许多夫妻选在排卵期同房是为了增加受孕机会，但是许多人却不了解同房后需要注意的细节，做到这些细节可以增大受孕的概率。

有许多同房体位都有助于怀孕，譬如说后位式、背后式、骑马式和交叉式，但丈夫和妻子一定要选择让自己感到愉快的、合适的同房姿势。不管是哪种体位，性生活后女性最好不要立即起身，应该平躺着休息一会儿，避免精液外流，增加受孕概率。为了达到更好的效果，女方可以抬高双腿，还可以用枕头将臀部垫高，建议保持 30 分钟。另外注意在性生活前排空膀胱，以免同房后因为排尿而起身，也不要在性生活后立即淋浴。

子宫后位不会影响受孕

网上说子宫前位易怀孕，子宫后位不容易怀孕。这种说法其实是没有科学根据的，子宫后位是非常正常的，没有任何问题，也不需要任何治疗。子宫后位的受孕概率和子宫前位一样，绝大多数都是可以顺利怀孕的，而且生完宝宝后也不会对身体产生影响。利用排卵期合理安排性生活，同房时选择易受孕的体位很容易轻松怀上宝宝。

同房过程中要多沟通

许多夫妻可能由于受传统观念的影响，从来没有对性生活进行过沟通和交流。其实双方要想提高性生活的质量，使双方都更加满足，就应该在性爱过程中注重沟通和交流。这种交流，可以是眼神的暗示，也可以是动作的提醒，还可以在性爱结束后主动与对方交流感受，这样对方既能够感受到你的体贴，也能够使性生活越来越和谐。有调查表明，凡是经常进行性交流的夫妻，其性生活满意度较高，反之则较逊色。所以备孕夫妻不要觉得尴尬，应坦诚、真切地告诉对方自己的感受。

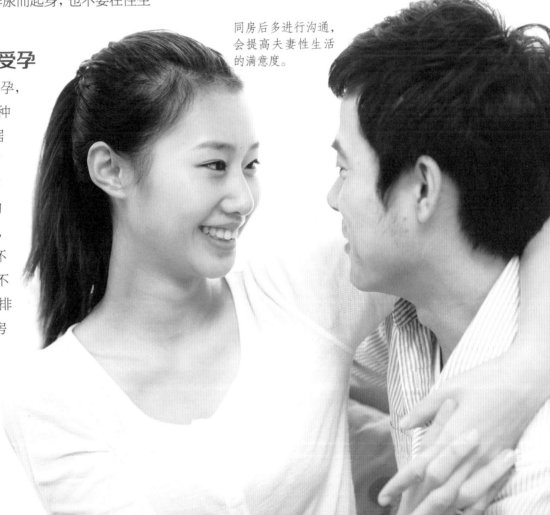

同房后多进行沟通，会提高夫妻性生活的满意度。

流产后，再要个宝宝也不难

流产后只要子宫恢复得好，宫腔内没有残留，没有感染，一般不会影响以后的生育。只有反复多次的人工流产，造成不孕的风险才可能会加大。流产后的女性要保持心情舒畅，注意休息，如果打算怀孕，可以先到医院进行孕前检查，这样有利于优生优育。

女性流产后宜忌

宜做	不宜做
宜卧床休养：女性流产后身体虚弱，要注意卧床休息，保证睡眠，不能进行过度的体力劳动和运动。	不宜忽视习惯性流产：有习惯性流产的女性最好到正规医院进行详细的身体检查，在医生的指导下科学用药，以免病情加重而诱发不孕不育症。
宜补充营养：流产后要及时补充营养，食物选择既要营养丰富又要易于吸收，可以吃一些鸡蛋、动物内脏、豆制品等。	不宜过度消耗精力：流产后不要长时间看书、玩手机、看电视，否则容易引起精神疲劳。
宜注意个人卫生：要特别注意外阴部的清洁卫生，及时清洗外阴部，卫生用品要时常更换；半个月内避免盆浴，勤换洗内裤。	不宜进行性生活：流产后 1 个月内不宜同房，以免感染。

流产后多久才能再要个宝宝

流产会使女性的子宫内膜受到一定程度的损伤，要使内膜恢复正常，需要有一个过程。一般流产后需要经过 3~6 个月的恢复，才可以尝试再次受孕。

人流或早产后咨询医生再怀孕

无论是人工流产还是早产，都已经进入了妊娠的过程。只要开始妊娠，身体各器官都会为适应怀孕而发生相应的变化，如子宫逐渐增大变薄、卵巢增大、停止排卵、乳房增大，心肺负担和功能增强、心血排出量增加、血压发生变化、循环血容量增加，内分泌系统发生变化等。人工流产后，身体需要一段时间的调整才可能完全恢复，而有些器官的完全恢复时间可能还要更长。因此，自然流产或早产者最好做孕前咨询再考虑怀孕。

流产后多久可以同房

流产后至少要 1 个月后才能同房。因为流产后子宫内膜呈创伤状态，子宫颈的黏液栓还未形成，不能有效阻止细菌入侵，一旦感染，容易引起子宫内膜炎、输卵管炎等而造成不孕。所以，女性流产后 1 个月内禁止性生活，待第 1 次月经干净后复查身体的恢复情况，确认身体恢复良好后再同房。

流产后的注意事项

流产后要坐好"小月子"

孕妈妈流产后至少要调养 1 个月，即我们平时所说的"坐小月子"。坐好"小月子"是孕妈妈流产后身体恢复的重要因素，也能为孕妈妈再要个宝宝做好充分的身体准备。孕妈妈在流产后要保证足够的睡眠，注意卧床休息，避免从事过重的体力劳动，避免大量剧烈运动。在饮食上要多吃维生素、蛋白质含量较高的食物。

流产后注意乳腺经络通畅

通常流产后女性的乳腺复原并不完全，容易诱发乳腺小叶增生，造成乳腺肿块及乳房疼痛。如果在第一时间疏通经络，就会使突然停滞下来的气血运行起来。流产后适当按摩乳房，可以避免出现乳腺肿块及乳房疼痛。

自然流产后一定要查明原因再备孕

发生自然流产，就像我们走路撞了墙一样，一定要避免下一次犯同样的错误，所以在下次备孕前必须要查出导致流产的原因。要多方面找原因，把可能的因素排除后，再考虑备孕。

保持心情愉快

不少女性对流产缺乏科学的认识，流产后情绪消沉，有些女性还因担心以后再次发生流产而忧心忡忡。这个顾虑是不必要的，因为绝大多数的自然流产都是偶然的。并且，自然流产的胎宝宝 70% 左右都是异常的病态胚胎，主要是染色体异常所致，很难发育成为成熟的胎宝宝。自然流产可以被认为是一种有利于优生的自然淘汰，不必为此忧虑。愉快的情绪会加快流产后身体的康复，有助于再孕。

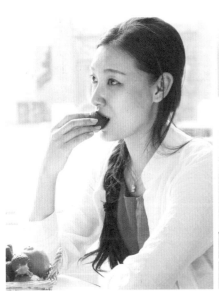

注意饮食
流产后不要吃生冷、辛辣刺激的食物。

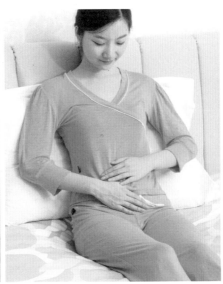

多休息
流产后要多卧床休息，有助于身体恢复。

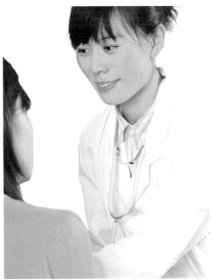

做好身体检查
自然流产后要做身体检查，查明原因，利于再怀孕。

生男生女你必须要知道的事儿

许多夫妻都对宝宝的性别有所期待，希望能生男孩或女孩，一些长辈更是希望抱孙子。宝宝的性别是由基因决定的，备孕夫妻有必要了解一下人体染色体的知识。

了解生男生女的奥秘

正常人有 23 对（46 条）带有独特基因信息的染色体，23 对染色体中有 1 对是决定性别的性染色体，女性是 2 条 X 染色体，而男性只有 1 条 X 染色体，另一条是 Y 染色体。

精子和卵子是生殖细胞经过减数分裂而来的，也就是说各自只带了一半（23 条）的遗传信息（正常人有 23 对染色体）。因此，卵子带了 22 条常染色体和 1 条 X 染色体，精子则带了 22 条常染色体和 1 条 X 染色体或 1 条 Y 染色体，所以女性只产生 1 种类型的卵子（X），而男性产生 2 种类型的精子（X、Y）。

卵子与精子结合受精时，可以出现以下两种情况：①卵子与带 X 染色体的精子结合，产生 XX 型受精卵，发育成女宝宝；②卵子与带 Y 染色体的精子结合，产生 XY 型受精卵，发育成男宝宝。

从表面来看，生男生女由男性决定，但是哪种类型的精子能与卵子结合完全是随机的，并不受人们意志的支配。从理论上来讲，出现男婴和女婴的概率没有什么差异，胎宝宝的性别应该是男女各占一半。

越接近排卵日同房越易生男孩吗

子宫颈分泌的黏液，能激发携带有 Y 染色体的精子的活力，帮助它打败其他精子，最先抵达卵子旁边，完成受精。而越接近排卵日，宫颈黏液分泌越多，从而为 Y 精子的成功助力不少。因此，正确把握宫颈黏液分泌规律及找准排卵日，在此时同房，受孕后

怀男孩的概率较大。备孕夫妻可以尝试，但这并不是百分百准确的，毕竟生育是个很复杂的过程。

但是，生男生女的概率各是 50%，是不以人的意志为转移的，不要急功近利，一味追求孩子的性别。对于备孕夫妻来说，男孩女孩都是你们感情的结晶，是生命的一种延续，都是人生中最大的幸福。

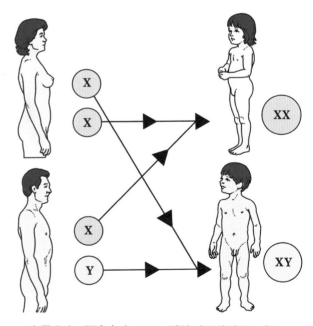

生男生女，概率各占 50%。受精时两种精子与卵子的结合是随机的，是不以人们的意志为转移的，其机会均等，也就是说形成 XX 型受精卵与 XY 型受精卵的机会各有 50%。

XY 染色体喜欢不同的环境

一般带 Y 染色体的精子活动力强，但耐力差，易受外界不良因素伤害，存活时间短；而带 X 染色体的精子活动力较差，对不良环境耐力好，存活和保持授精能力的时间较长。带 X 染色体的精子喜欢酸性环境，而带 Y 染色体的精子喜欢碱性环境。

男性长期受到压力会使精子数目减少；女性太紧张会导致体内呈酸性环境，不利于 Y 精子存活。所以，工作压力过大、生子压力大的人，特别容易生出女孩。若想生男孩，压力不要太大，放轻松。

X 精子的存活期为两三天（72 小时内），Y 精子存活时间为 24 小时左右。如果 XY 两种精子都游到了输卵管壶腹等候卵子的到来，此时生女孩的可能性较大，因为 X 精子存活时间较长；如果卵子已经排出并进入输卵管壶腹，Y 精子总是率先到达，则生男孩的可能性较大。假若精子与卵子同时到达输卵管壶腹部，生男孩的可能性较大。

别提前了解胎宝宝性别，给自己留点惊喜

每个人都有好奇心，尤其是准爸妈，想知道还未出生的胎宝宝的性别，想给他（她）取个合适的名字，买适合他（她）的衣服。对胎宝宝性别有强烈期望的准爸妈，有些时候得知了胎宝宝的性别不是自己所期望的之后，难免会有些小沮丧。比如有了小男孩的家庭，准爸妈都希望二胎是个女儿，在得知还是儿子时，可能就会有小小失落。孕妈妈心情的低落，会影响胎宝宝的健康，所以与其如此，还不如不提前了解胎宝宝性别，等胎宝宝出生了，给自己一个惊喜。

要知道，每个胎宝宝的形成都是一个精子战胜了上亿个精子才得到的结果，他（她）能安安稳稳地成长、顺利出生、平安长大，是与爸爸妈妈的缘分，有着几分"注定"的意味，所以在孕期就买一些女宝宝、男宝宝都可以穿的衣物。宝宝的名字可以取两个，一个男孩名字，一个女孩名字。一切等胎宝宝出生以后，再确定吧。

不管男孩女孩都是天赐的礼物

看似最为普通的受孕，绝不是简单的事。正常女性 1 个月排出 1 个卵子，而卵子的存活时间只有一两天，精子进入女性体内能活两三天。在这段时间里，精子要经过重重关卡，才能进入子宫。当精子真正地与卵子结合在一起时，它们已经经历了千万波折。精子和卵子结合形成受精卵后会沿着输卵管的管壁前行，如果在前行期间，输卵管管壁不平，或者有凸起或凹陷，则很容易挡住受精卵的路，导致受精卵在宫外着床，形成宫外孕。受精卵顺利到达子宫后，如果着床地点没有选好，也可能不利于孕育。

因此，当成功怀孕时，心存感激吧，这是上天赐给你们的宝贝！不管是女孩还是男孩，都将是你们生命最好的延续。

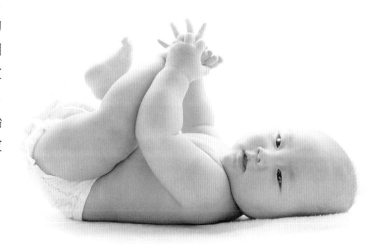

不要轻信网传的生男生女秘籍

网上有许多关于生男生女的秘籍，可到底有没有道理呢？酸儿辣女是不是真的？吃了某些"灵丹妙药"是不是就一定生双胞胎？其实宝宝的性别只与性染色体有关，生男生女的概率一样，对于孕妈妈和准爸爸来说，只要生下的宝宝健康就是最大的幸福了。

酸儿辣女，太不靠谱了

"酸儿辣女"是流传最广的生男生女传言之一，意思是说如果孕妈妈喜欢吃酸的就会生男孩，喜欢吃辣的就会生女孩。其实，孕妈妈出现食欲下降、对气味敏感、嗜酸或嗜辣，甚至想吃些平时并不喜欢吃的食物，均属于正常的妊娠生理反应，原因是怀孕后女性体内激素水平的变化，其中的胃肠道反应，如呕吐等，还会引起食欲缺乏，导致孕妈妈不爱吃东西。

胎宝宝的性别是由性染色体决定的，所以仅以孕妈妈口味的变化来判断胎宝宝的性别是毫无科学根据的。

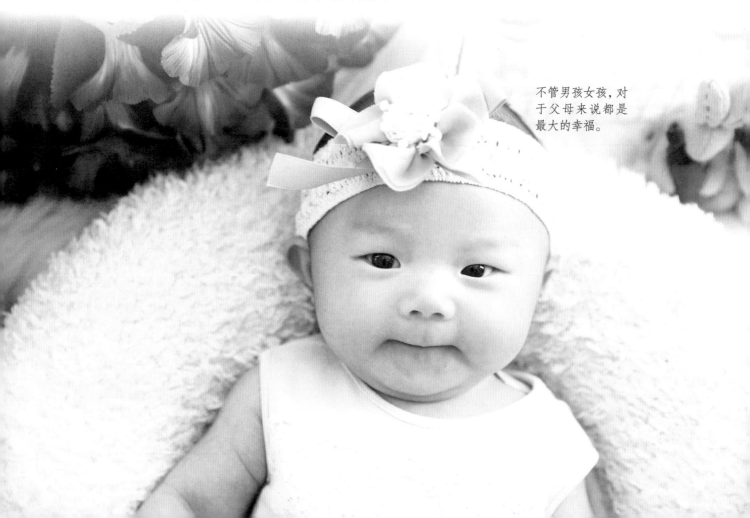

不管男孩女孩，对于父母来说都是最大的幸福。

用苏打水冲阴道，易生男孩吗

在许多所谓的"生男秘籍"中，有一条"碱性体质更容易生男孩，酸性体质更容易生女孩"备受备孕夫妻的追捧。有的人为了提升 Y 精子的受精率，生出男孩，不惜大量饮用苏打水或大量食用碱性食物，甚至还想出了用碱性的小苏打水冲洗阴道的"高招"。

这其实是对"Y 精子在碱性环境中比较活跃"这一说法的错误解读。医学上指出，X 精子喜欢酸性环境，Y 精子喜欢碱性环境，在碱性环境下 Y 精子比较活跃，但并无研究明确指出这对人体受孕有决定性影响，所以说碱性体质更容易生出男孩的说法在目前是没有科学依据的，用苏打水冲洗阴道可以生男孩更是无稽之谈。

另外，使用苏打水冲洗阴道会人为地破坏女性阴道内的酸碱度平衡，导致阴道内菌群失调，容易引发阴道炎，反而不利于怀孕。

想生女孩，用醋酸溶液靠谱吗

用大量醋酸溶液冲洗阴道是不科学的。过多的人为干预，会破坏阴道内部环境，引发妇科炎症，反而不利于受孕。过多干预阴道酸碱度可能适得其反，听听医生建议会比较好。

"IT 男"更易生女孩，果真如此吗

"IT 男"是指从事 IT 行业的男性工作者，这类人的特点是长时间坐在电脑前面工作，健康问题随之而来。但"IT 男更易生女孩"并没有科学依据，可以确定的是，疲劳、久坐和外界环境因素，会对男性的身体状况造成一定影响。所以备育男性一定不要在电脑前久坐，要每隔一段时间，站起来走走，同时多吃一些抗辐射的食物，如橙子、猕猴桃等。

千万别信那些生男生女的药丸

各种生男生女的所谓"祖传秘方""转胎药"被传得神乎其神，比如说有的药在怀孕 60 天内吃保准女孩变男孩，但这些根本没有科学依据，因为性别只由性染色体决定，在受精卵形成的时候男女就已经确定了，所谓的女孩变男孩完全就是一种蒙骗人的说法。

所以，准备怀孕的女性和怀孕期间的女性，千万不要服用来历不明的"神药"，这些药物基本上都是没有经过国家批准的药品，是没有安全保障的，很可能会对备孕女性、孕妈妈或胎儿产生副作用，严重的甚至造成流产或死胎，直接威胁孕妈妈及胎儿的生命安全。

为生双胞胎盲目促排卵，后果很严重

近年来许多人想要生双胞胎，但自然双胞胎的概率很低，所以许多人开始尝试使用促排卵药物。这种药物会使女性单次排卵的数量增加，一般用于排卵有障碍的女性，而为了生多胎使用促排药物是不明智的。而怀上多胎的女性，怀孕期间流产、早产、胎儿发育迟缓的风险也大大高于单胎。

非排卵期一律禁欲?

有些人认为,不在排卵期就不同房,要让老公养好精神,为排卵期怀孕做准备。

> 性生活频率过低,精子贮藏时间过长,会出现部分老化或失去竞游的活力。

"养精蓄锐" ≠ 非排卵期禁欲

长时间禁欲会导致精子老化

"非排卵期禁欲"这个观点是不对的。因为男性如果长时间没有性生活或排精,精子的质量也不好,衰老精子的比例会不断增加。这种老化的精子不容易让妻子受孕,即使受孕了,也容易造成胎宝宝智力低下、畸形或导致流产。

准备充分,为什么"好孕"还不来?

专家带你少走备孕弯路

为了成功孕育一个宝宝,夫妻二人早早地就进行了准备,对成功孕育宝宝不利的生活习惯也都改了。但是,明明都这么努力地进行备孕了,为什么还是没能成功呢?其实有可能你走进了备孕误区!

排卵期多同房就一定能怀孕?

有很多备孕夫妻,通过孕前检查确定身体没有问题,但在用多种方式测到排卵期后同房,几个月下来依然没有怀上。这其实是陷入了一个误区,并不是说排卵期多同房或天天同房就一定能怀孕。

频繁同房会使精子质量下降

精子从生成到成熟是有一个过程的。临床上查精子常规,会要求男性检查前3~5天不同房,以免成熟的精子被排掉,使检查时精子呈现少精、密度低、活力也不够。我们都知道给

游泳池换水,一般都是这头放进来,那头放出去,但如果放进来的水少于放出去的,那么游泳池的水很快就会枯竭。排卵期同房也是这个道理。

> 排卵期天天同房,会使排出去的精子远远多于新生成的精子。在这种状况下,精子的数量和质量不高,达不到能怀孕的要求。

排卵试纸呈强阳性时同房1次,
隔天再同房1次

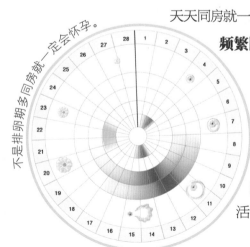

不是排卵期多同房就一定会怀孕。

> 女性在同房后，正常躺卧时，会感觉到下体有液体流出来，这并不是精子。精子射入阴道，经过液化后，大部分的精子都会分离出来，再游到宫腔里面，与卵子结合形成受精卵。所以不必担心平躺着会让精子流出。

子宫颈角度不好，同房后才需要垫高或倒立

每次同房后倒立更易受孕？

同房后倒立被很多人认为可以帮助精子通过子宫颈，有助于与卵子结合。一些备孕夫妻就在每次同房后倒立，还要丈夫帮忙扶着腿，最后搞得疲惫不堪，结果却不尽如人意。

月经正常，精子就能通过子宫颈

其实女性平时子宫内膜剥脱，月经来潮，就说明"管道"是通畅的。因为精子是很小很小的，通常要在显微镜下才能观察到，既然连月经血都能通过、内膜都能排出的子宫颈，精子怎么可能会通不过呢？所以即使子宫颈再小，只要你的月经正常来潮，精子就一定能通过。

"体温控""试纸狂"会比别人早怀孕？

一些人为了找准排卵期，一天中只顾测体温或频繁用试纸测排卵；整天沉迷于各种数据和检测结果，这样疯狂地检测，把自己搞得紧张兮兮，心力交瘁，都已经忘了自己的根本目的是怀孕。这样并不会比别人早怀孕，还会搞得自己疲惫不堪。放松心态"好孕"才容易到来。

只要不超过 35 岁，就很好怀孕？

从医学角度来讲，我国女性最佳生育年龄在 25 岁左右。35 岁后女性卵巢功能开始衰退，卵子质量变差，胚胎的畸形率会增加。但是如果女性一直处在巨大的压力之下，或者受过重大精神打击的话，也有可能在 35 岁前发生卵巢早衰，影响生殖能力。所以无论女性的年龄如何，都要注意保养，提高生活质量，不要因为年轻就透支健康。

> 不管备孕女性的年龄有多大，平时都应保证适量运动，保持充足睡眠，提高生活质量，尤其要注意养护卵巢，不要因为年轻就随便透支身体健康。并且在平时，可以通过多吃富含维生素和植物性雌激素的食物来保养卵巢，提高受孕概率。

提高受孕概率要注重养护好卵巢

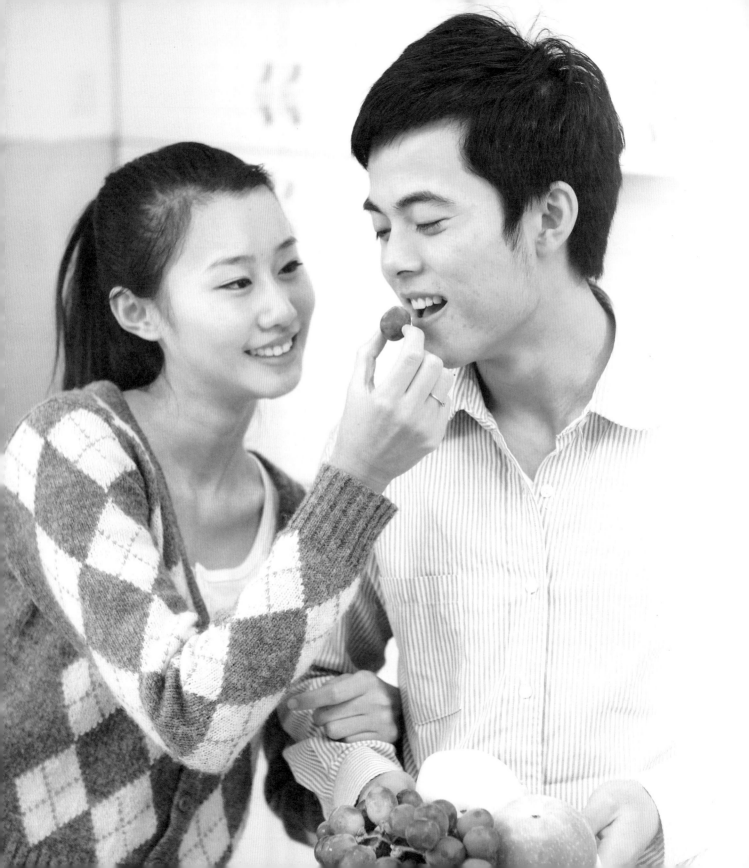

吃对 "好孕" 到

在备孕时期，多吃一些对自己、对以后胎宝宝有益的食物，注意补充必要的营养元素，是怀上健康宝宝的前提和保障。多了解一些饮食禁忌，既有利于身体健康，也是对宝宝负责，避免给宝宝带来潜在的危险。用科学的饮食调理身体，避开备孕时的饮食禁忌，为胎宝宝准备一个健康的环境吧！

备孕夫妻要了解的饮食宜忌

对于备孕夫妻来说，在饮食上更要注意，因为不良的饮食习惯可能会对备孕以及将来胎宝宝的健康不利，备孕夫妻要了解必要的饮食宜忌才能吃出"好孕"。

宜适量多吃蔬菜和水果

蔬菜和水果中含有大量的维生素、矿物质以及膳食纤维，有利于补充人体所需的多种营养素，备孕夫妻适当多吃一些水果、蔬菜对身体极为有利。

蔬果好处多

对于备孕女性来说，蔬菜和水果承担着提供维生素 A、B 族维生素（尤其是叶酸）、维生素 C 等多种维生素的重要任务。孕前多食用蔬菜和水果有利于备孕女性平衡膳食，为孕期储备充足的维生素、矿物质。

对于备育男性来说也是一样的。蔬菜和水果中含有的大量维生素，是男性生殖活动所必需的。每天摄入适量的蔬菜和水果，有利于增强性功能，延缓性功能衰退，还能促进精子的生成，提高精子的活性，延缓衰老。

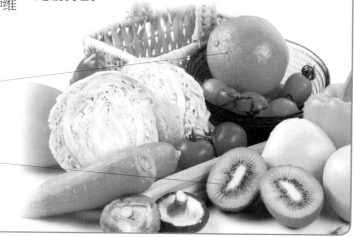

橙子：富含胡萝卜素、维生素 C、钙、镁等对人体有益的物质，能提高自身抵抗力，抵御细菌的入侵，同时还可以有效增加毛细血管的弹性，有缓解备孕妈妈食欲不振的作用。

猕猴桃：富含胡萝卜素、维生素 C、维生素 E 和叶酸等营养物质，能够提高身体的抵抗力，同时对畸胎有一定的预防作用。

宜三餐规律

长期不按时吃饭，可能会导致糖代谢紊乱。很多人白天不按时吃饭，而晚上则吃一顿大餐，这会导致代谢紊乱，升高空腹血糖水平，并延长胰岛素反应时间，而且晚上人体活动减少，新陈代谢速度减慢，会造成脂肪在人体内的蓄积，长此以往，就会引发肥胖。

吃饭不规律，最容易损害胃，降低人的抵抗力。不按时吃饭，就无法供应足够血糖以供消耗，人便会感到倦怠、疲劳、精神无法集中、精神不振、反应迟钝。

工作餐宜多样化

工作餐常常不能同时满足营养和卫生的需求，这时不妨自己动手做，营养可口。但如果必须吃工作餐，那就要花点心思了。遇到实在不喜欢吃的工作餐，选择有营养的吃，将营养缺失降到最低。如果公司的餐厅又吵又乱，影响食欲，不妨将午餐带到办公室。正餐之余，可以自带牛奶、水果、坚果等，以补充备孕期需要的多种营养素。

宜根据身体情况调理饮食

由于个体之间的差异，不同体质的人在孕前的营养补充和饮食调理的开始时间、营养内容等问题上也不尽相同，要因人而异。

宜提前调理饮食

体质及营养状况一般的人，在孕前 3 个月至半年就要开始注意饮食调理，每天要摄入足量的优质蛋白质、维生素、矿物质和适量脂肪，因为这些营养素是胎宝宝生长发育的物质基础。

身体较弱更要重视饮食调理

对于身体瘦弱、营养状况较差的人和素食主义者而言，孕前饮食调理更为重要。这类人群最好在怀孕前一年左右就开始注意上述问题。除营养要足够外，还应注意营养全面，不偏食、不挑食，搭配合理，讲究烹调技巧，多调换口味。

补充营养助好孕

备孕调理关键词

1 多喝水
每天 8 杯白开水，能补充身体所需水分，促进机体新陈代谢。

2 营养全面
备孕夫妻要全面均衡地补充营养，不要偏食、挑食。

3 多吃绿色食物
绿色食物含有叶绿素和多种维生素，能清肠排毒，增强机体免疫力。

宜营养全面均衡

食物多种多样，不同的食物所含的营养素各不相同，每种食物都有它的营养价值，正确选择食物，并合理搭配，才能获得均衡全面的营养。

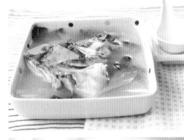

鱼头木耳汤：鱼头富含蛋白质，木耳中的植物胶原具有排毒功效。

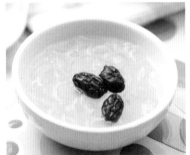

银耳红枣羹：银耳搭配红枣煮汤可以补充胶原蛋白和铁，有利于改善贫血情况。

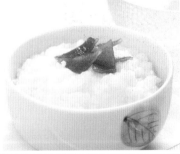

海带焖饭：煮饭时放入一些蔬菜可以补充维生素和矿物质，使营养更均衡。

不宜盲目进补

许多备孕夫妻都知道备孕时要补充营养，于是凡是有营养的东西都去吃，结果往往达不到补充营养的效果，还导致体重超标。备孕时要注意营养均衡，不可盲目进补。

不可一味追求高营养

一些备孕夫妻认为要补充足够多的营养才能顺利怀孕，于是一听说要补充叶酸就大量补叶酸，一听说多食维生素对备孕有好处就大量吃蔬菜水果……这样不但不能合理补充营养，还会导致肥胖。备孕时补充营养要适量，做到科学均衡。

还有一些人为了高营养而追求山珍海味。其实，所谓的"山珍海味"无论其氨基酸含量的构成比例，还是维生素、蛋白质的含量，都没有什么特别高的地方，而且在加工过程中，经多重工序，营养成分不断遭到破坏，并不能满足备孕夫妻的营养需求，没必要一味追求。

备孕期间不可盲目进补，要注意均衡营养。鲍鱼等所谓的"山珍海味"中并不含有什么特殊的营养物质。

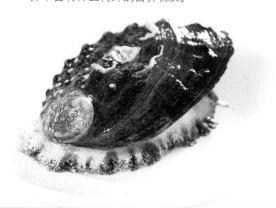

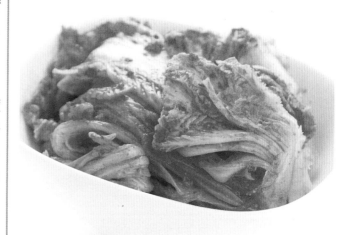

不宜食用腌制食品

腌制的鱼、肉、菜等食物，其中含有亚硝酸盐。亚硝酸盐在体内酶的催化作用下，易与体内的多种物质作用生成亚硝酸胺类的致癌物质，并可导致人体早衰。这类食品所含营养并不丰富，且维生素损失较多，还容易滋生细菌，不利于健康，备孕夫妻还是不吃为好。

不宜吃隔夜食物

吃隔夜食物会对身体造成危害，因此不宜吃隔夜食物。部分叶类蔬菜中含有较多的硝酸盐，煮熟后放置的时间过久，在细菌的分解作用下，硝酸盐便会还原成亚硝酸盐，有致癌作用，加热也不能去除。如果同时购买了不同种类的蔬菜，应该先吃茎叶类的，比如大白菜、菠菜等。鱼和海鲜隔夜后易产生蛋白质降解物，会损伤人体肝、肾功能。隔夜汤第二天再喝，对健康也非常不利。

不宜过度饮茶、喝咖啡

茶叶中含有大量的单宁、鞣酸以及咖啡因，尤其是浓茶中咖啡因含量更高，会造成神经兴奋，影响睡眠；咖啡具有兴奋的作用，会导致失眠，影响休息。

备孕时要少喝茶

茶中含有的大量单宁，能和食物中的蛋白质结合，变成不溶解的单宁酸盐，而且能同食物中的其他营养成分凝集而沉淀，影响人体对蛋白质、铁、维生素的吸收利用；鞣酸有收敛作用，影响肠道的蠕动，易引起便秘。孕前过多饮用浓茶，还可能引起贫血。

不要喝咖啡

长期大量饮用咖啡，可导致睡眠障碍，心跳节律加快，血压升高，并易患心脏病，增加胰腺癌的发病率。咖啡中的咖啡因，还有破坏维生素 B_1 的作用，以致出现烦躁、容易疲劳、记忆力减退、食欲下降及便秘等症状。

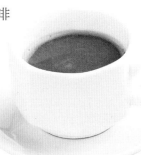

一定要合理饮食

备孕调理关键词

1 戒烟、戒酒
吸烟、饮酒对人体健康极为不利，同时会影响精子质量，备孕夫妻更要远离烟酒。

2 不宜过度药补
过度服用补药会打破备孕夫妻本身的激素平衡，引起身体不适，不利于受孕。

3 少去餐馆吃饭
餐馆的饭菜，通常油、盐、糖等比较多，高热量、高脂肪，易使人患高血压、糖尿病等疾病。

不宜吃辛辣、刺激性食物

备孕期间饮食宜以清淡为主，不宜吃太过油腻的食物。喜欢吃辣的人要远离辛辣食物，否则对备孕不利。少吃过度加工的食品，注意戒烟、戒酒。

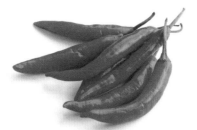

辣椒：辛辣食物会引起消化功能紊乱，不利于身体健康，也不利于备孕。

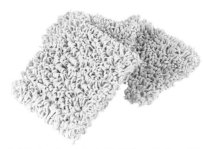

方便面：加工食品易储存，食用方便，但缺乏营养素，不宜经常食用。

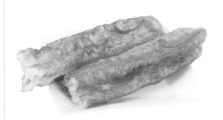

油条：油炸食品含添加剂，油脂过高，营养成分少，经常食用易增重。

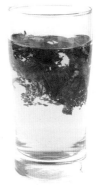

茶：茶叶中的物质会影响人体对营养的吸收利用，同时还易引起便秘。饮用浓茶过多甚至会引起贫血。

要补充叶酸，更要正确补充

孕前和孕初期补充叶酸对胎宝宝的发育至关重要，若是不及时补充，很可能造成胎儿畸形，所以备孕夫妻一定要重视。要及时补充叶酸，但是补叶酸的量要适宜，以免过犹不及。

为什么要补叶酸

许多备孕夫妻都知道孕前补叶酸很重要，但多数人并不知道为什么要补充叶酸，也不清楚什么时候补叶酸最合适。弄清这些问题才能更好地进行备孕。

补叶酸的必要性

叶酸是在绿叶蔬菜、谷物和动物肝脏中发现的一种 B 族维生素，是备孕女性必须提前补充的一种维生素。而人体自身不能合成叶酸，必须经食物或药物补给。叶酸参与人体新陈代谢的全过程，是合成 DNA 的必需营养素。叶酸有利于婴儿神经系统的健康，有助于新细胞的生长。孕前补充叶酸，可降低神经管畸形儿的发生概率，并降低胎宝宝眼、口唇、心血管、肾、骨骼等的畸形率。

在怀孕最初的 8 周，是胎宝宝重要器官的快速发育阶段。当孕妈妈意识到自己怀孕时，可能已经错过了小生命发育的最重要时期。因此，备孕女性最好提前 3 个月开始补充叶酸。

叶酸补得过少不起作用，而补充过多又会适得其反。所以备孕妈妈在补充叶酸的时候还应该根据医生的建议进行补充。

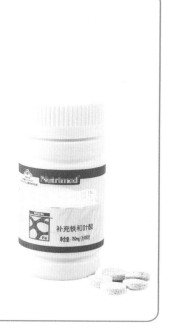

叶酸，每天补充 400 微克刚刚好

孕前每天应摄入 400 微克的叶酸，怀孕后每天应摄入 600 微克，对预防神经管畸形和其他出生缺陷非常有效。

一般来说，叶酸片吃到怀孕以后 3 个月即可停止，并非整个孕期都一定要服用叶酸片。叶酸虽然是备孕夫妻不可缺少的营养素，但也不能滥补。体内叶酸含量过高会干扰孕妈妈的锌代谢，而锌元素的缺乏将会影响胎儿的发育。避孕药或抗惊厥药中的成分可能干扰叶酸等维生素的代谢。因此，怀孕前曾长期服用避孕药、抗惊厥药的女性，最好在孕前 6 个月停止用药，并在医生指导下补充叶酸。

补叶酸可不只是女性的事儿

许多人都知道备孕女性和孕妈妈需要补充叶酸，但备育男性也要补充叶酸，这常常被忽略。一个健康男性的精子中，有 4% 的精子染色体异常，而精子染色体异常可能会导致不孕、流产以及婴儿先天性愚型。男性多吃富含叶酸的食品，可降低染色体异常的精子所占的比例。

给男性补充叶酸注重食补，常吃绿色果蔬和豆类，直接服用叶酸剂也行，同时要注意戒烟、戒酒，保持良好生活状态。精子形成的周期长达 3 个月，所以备育男性和备孕女性一样，也要提前 3 个月补充叶酸，每天补充 400 微克。

偶尔忘记补叶酸也可以补救

一些备孕夫妻可能偶尔忘记补充叶酸，发现时也不要过度担心影响备孕，只要及时发现，及时补充叶酸，和前面接续起来是不会影响备孕的。

怀孕了再补叶酸，完全来得及

从发现之日开始补叶酸仍然可以起到降低胎宝宝发育异常的风险。值得提醒的是，孕前和孕早期补叶酸可大大降低神经管畸形儿的发生率，但不是绝对不会发生，因为胎宝宝神经管畸形还与遗传、环境污染、病毒感染等其他因素有关。

偶尔一天忘吃了也没关系

虽然建议备孕女性应坚持每天补充叶酸，但是偶尔一天忘记吃也没有太大的关系，因为只要前后都有连续摄入，且多吃绿叶蔬菜就不会明显缺乏叶酸，只要及时补充即可。

吃对食物补叶酸

备孕调理关键词

1 男女都要补叶酸

备孕夫妻双方都要提前 3 个月补充叶酸，这样更有利于孕育出健康的胎宝宝，降低胎儿畸形的概率。

2 补叶酸要适量

每天补充 400 微克叶酸即可，过少不利于将来胎儿的发育，过多会影响其他营养素的平衡。

3 食补叶酸

孕妈妈除了服用叶酸补充剂外，也可以从日常的食物中摄入适量叶酸。

家常食物中的叶酸来源

许多日常食材中都含有叶酸，叶酸具有不稳定性，遇光、遇热易失去活性。因此要提高叶酸的获取率，就要吃新鲜的蔬菜，同时注意烹调方式。柑橘类水果中叶酸含量也较多，而且食用过程中损失少，是补充叶酸的首选。

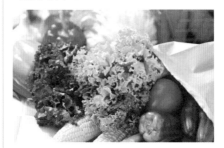

绿色蔬菜：莴苣、菠菜、西蓝花等绿色蔬菜中富含叶酸，可适当多吃一些。

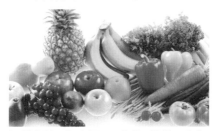

新鲜水果：多吃橘子、草莓、樱桃、香蕉、葡萄等水果可以补充叶酸。

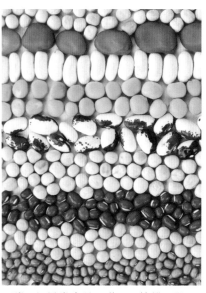

豆类、坚果类食品：黄豆、核桃、腰果、栗子、杏仁、松子等食物中也含有大量叶酸。

补叶酸食谱推荐

　　孕前 3 个月就开始补充叶酸，可有效降低孕早期自然流产的发生率，防止怀孕后胎宝宝神经管畸形。日常生活中有许多食物富含叶酸，吃对了就能达到补充叶酸的目的。下面是几款补充叶酸的食谱，备孕夫妻赶快学着做吧！

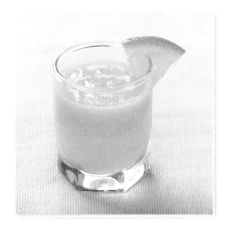 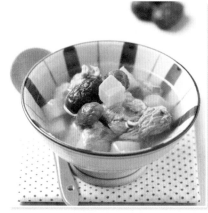 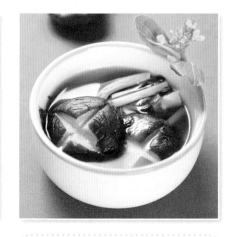

橘子苹果汁

原料：橘子 1 个，苹果半个，胡萝卜半根，蜂蜜或砂糖适量。

做法：1. 将以上食材切碎，加适量蜂蜜或砂糖放入榨汁机中。2.加适量温水榨成汁饮服。

营养功效：橘子营养丰富，富含叶酸、碳水化合物、膳食纤维、钙、磷、铁、胡萝卜素等营养物质，是备孕期的好选择。

栗子排骨汤

原料：鲜栗子、红薯各 100 克，排骨 500 克，红枣 3 颗，姜片、盐各适量。

做法：1. 鲜栗子放入沸水中用大火煮 2 分钟，然后转中小火煮至熟，捞出，去皮；红薯去皮，切块。2.排骨入沸水中氽烫，捞起，冲净。3. 将所有的食材和姜片放入锅中，加水没过食材，以大火煮开，转小火续煮约 1 小时，加盐调味即可。

营养功效：栗子含叶酸、不饱和脂肪酸、矿物质等，能增强机体免疫力、补脑健脑。

油菜蘑菇汤

原料：油菜心 150 克，香菇 3 朵，盐、香油各适量。

做法：1. 将油菜心洗净，从根部剖开；香菇去蒂，洗净切十字刀。2. 将油锅烧至八成热，放入油菜心煸炒，之后加入适量水，放入香菇、盐，用大火煮几分钟，最后淋上香油即可。

营养功效：油菜含有丰富的叶酸和膳食纤维，能够有效补充叶酸，并促进胃肠蠕动，防止便秘。香菇富含蛋白质，且口味清淡，很适合备孕女性食用。

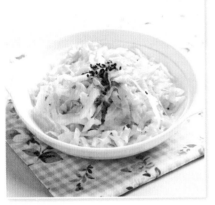

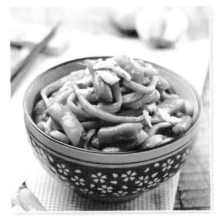

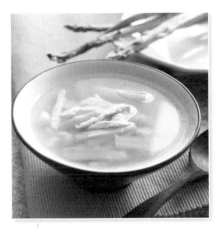

芝麻圆白菜

原料：芝麻 30 克，圆白菜 350 克，盐适量。

做法：1. 将芝麻挑去杂质，放入锅内，用小火慢炒至芝麻发香，出锅凉凉，圆白菜心洗净，切成丝。2. 炒锅上火，放入花生油烧热，先放入圆白菜丝炒 1 分钟，加盐调味，再用大火炒至菜心熟透发软。3. 起锅装盘，撒上芝麻，拌匀即可。

营养功效：圆白菜不仅含有叶酸，还是钾的良好来源。圆白菜的防衰老、抗氧化的效果与芦笋、菜花同样处在较高的水平。圆白菜的营养价值与大白菜相差无几，其中维生素 C 含量比大白菜高。

豆角焖面

原料：豆角 100 克，细面条 200 克，猪肉末 50 克，葱末、姜丝、蒜末、酱油、盐各适量。

做法：1. 将豆角洗净，去筋，切段。2. 油锅烧热，爆香葱末、姜丝后放入猪肉末、豆角，加酱油翻炒至豆角变色，加水（略低于豆角）。3. 开锅后，把面条抖散，均匀、松散地码在豆角上，盖上锅盖，调小火焖几分钟，当汤汁剩少许、豆角熟软时关火，放盐、蒜末拌匀即可。

营养功效：豆角富含蛋白质、脂肪、碳水化合物、钙、磷、铁、膳食纤维及多种维生素，尤其是叶酸。

鸡丝芦笋汤

原料：芦笋 5 根，鸡胸肉 200 克，金针菇 50 克，鸡蛋清、高汤、干淀粉、盐、香油各适量。

做法：1. 鸡胸肉切长丝，用鸡蛋清、盐、干淀粉拌匀，腌 20 分钟。2. 芦笋洗净，切成段；金针菇洗净，沥干。3. 鸡肉丝用开水氽熟，见肉丝散开即捞起沥干。4. 锅中放入高汤，加鸡肉丝、芦笋、金针菇同煮，待熟后加盐，淋上香油即可。

营养功效：芦笋是天然叶酸补充剂，5 根芦笋就有 100 多微克的叶酸。芦笋中还含大量维生素 A、维生素 C、维生素 E，可以增进食欲，帮助消化，缓解疲劳，改善视力。

女性这样吃，"好孕"更容易

女性要想怀孕，除了注意补充叶酸外，还需要注意补充其他多种营养元素，这样才能把身体状态调整到更佳，为宝宝打下丰富的营养基础。

备孕女性排毒宜忌

宜做

不宜做

宜做	不宜做
饮食宜清淡：备孕女性饮食以清淡为主，多吃一些具有排毒功效的水果、蔬菜，不要吃油腻、高糖、辛辣刺激的食物。	高糖水果不宜吃太多：一些水果中含有大量的糖分，过量糖分不能全被人体吸收和利用，会给肾脏造成巨大负担。
宜补充膳食纤维：多吃一些富含膳食纤维的食物，可以促进肠道蠕动，加速代谢，有助于清肠排毒，减少毒素积累。	不宜常吃外卖：外卖食品含油盐过多，制作过程可能不卫生，经常吃外卖易造成毒素积累。
宜多喝酸奶：酸奶中含有益乳酸菌，对促进胃肠蠕动和排出体内的代谢废弃物有很好的效果。	不宜多吃烤肉：烧烤食物制作时易受污染，未烤熟的部分可能存有寄生虫，对备孕不利。

要想怀孕先排毒

准备怀孕最重要的是保证自己身体的健康，现代人工作压力大、饮食不健康、睡眠不规律、缺乏运动……这些都会使体内积累大量毒素，危害身体健康。想要顺利怀上宝宝，要先排出体内毒素。

排毒从健康饮食开始

通过饮食调理，多食用营养又排毒的食物，是比较温和有效的排毒方法。日常生活中的一些食物能够帮助人体排出体内毒素，备孕女性可以针对性地多吃一些。日常排毒食物有番茄、魔芋、木耳、海带、芝麻、香蕉、苹果、红豆、猪血、草莓、糙米、紫菜、西瓜、菠菜等。另外，适当吃些苦味的蔬菜是很有好处的，比如苦菊等。备孕女性要注意少吃油腻、辛辣的食物，少喝碳酸饮料，不抽烟、不喝酒。

食材巧搭配助排毒

日常生活中有许多食物都具有排毒的功效，但不是说简单地多吃这些食物就可以排毒。学会科学合理地搭配食物，才能更好地发挥排毒功效，达到清除体内毒素的目的。例如，苹果和土豆搭配，富含膳食纤维，可以促进肠道蠕动，缓解便秘；西蓝花和胡萝卜同食能够润肠通便，清肠排毒，且脂肪含量很低；白菜和豆腐炖汤可以补充水分并加速新陈代谢，利于排毒，还可以补充蛋白质。

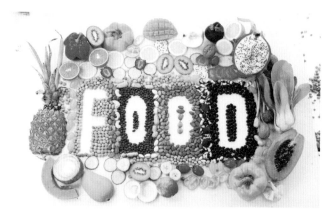

排毒从健康饮食开始，多吃清淡且富含膳食纤维的食材有利于排出毒素。同时科学合理的食材搭配，可以使排毒效果更好。

常喝豆浆，营养又助孕

常喝豆浆好处多

豆浆含有丰富的植物蛋白质、维生素、矿物质等营养成分，最特殊的是它含有植物性雌激素大豆异黄酮，这种激素能够起到类雌激素的作用，可以调节女性的内分泌系统，有利于卵巢健康，促进排卵。长期饮用豆浆可以有效预防乳腺癌、子宫癌、卵巢癌的发生，还能延缓衰老，缓解更年期症状，所以女性在备孕期可以适当多喝豆浆。

喝豆浆注意事项

喝豆浆一定要适量，而且最好煮熟饮用。煮的时候还要敞开锅盖，煮沸后继续加热3~5分钟，使泡沫完全消失。每次饮用250毫升为宜，自制豆浆尽量在2小时以内喝完。

想怀孕不能仅依靠豆浆

豆浆含有的植物性雌激素有利于卵巢健康，所以备孕女性可以将豆浆纳入日常膳食当中，但仅靠多喝豆浆达到怀孕的目的是不太可能的。还应当多吃绿色蔬菜、新鲜水果和豆类、坚果类的食物。这些食物中富含叶酸、维生素、钙、镁等营养物质，也是适合备孕女性食用的食物。同时还要注重食材之间的搭配，做到多种食材营养搭配。备孕期间均衡膳食，补充多种营养素才有利于身体健康。

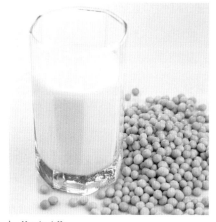

黄豆豆浆
简单易做，可以为备孕女性补充大豆异黄酮，有助于排卵，还能美容。

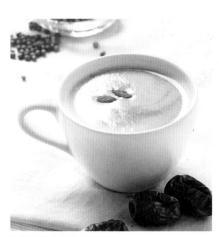

绿豆红枣枸杞豆浆
可以清热去火，安神补血，有助于改善备孕女性贫血、体弱乏力症状。

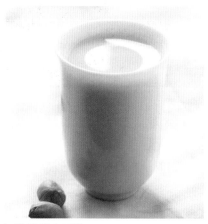

核桃花生豆浆
这款豆浆可以为备孕女性补充优质蛋白质，并起到益气补血的作用。

用豆浆代替牛奶不可取

有些备孕女性不喜欢牛奶的味道，就多喝豆浆来代替牛奶，这种做法是不科学的。不能用豆浆代替牛奶，豆浆和牛奶的营养成分不同，豆浆含植物性雌激素和膳食纤维，可以帮助排卵，并有利于加速新陈代谢；牛奶含更多的蛋白质和钙，而且钙磷比例比较合适，更易于被人体吸收。由于奶类和豆制品都是平衡膳食的一部分，如果有条件，建议每天喝一杯牛奶和一杯豆浆。

孕前补充蛋白质

蛋白质是人类生命活动的物质基础。另外，催化身体新陈代谢的酶、调节生理功能的胰岛素等，都离不开蛋白质。

备孕女性需适量补充蛋白质

蛋白质对人体生命活动至关重要，人体没有蛋白质将不能运转。母体缺乏蛋白质会直接导致婴儿先天缺乏蛋白质，因此备孕女性更应注重蛋白质的补给。日常生活中的许多食物都富含蛋白质，备孕女性在饮食上要加以选择，以便获得优质蛋白。可以适当多吃一些鸡蛋、牛奶、大豆、猪瘦肉、牛羊肉、鱼虾等。一般情况下，蛋白质每天摄入量应控制在 80~85 克。也就是说，每天吃 1 个鸡蛋，100 克鱼肉，50 克畜（禽）肉，再加 1 杯牛奶，就可满足身体对蛋白质的需求。

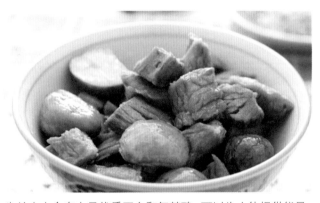

牛羊肉中含有大量优质蛋白和氨基酸，可以为人体提供能量，提高免疫力；且肉质鲜嫩，易于人体消化吸收。

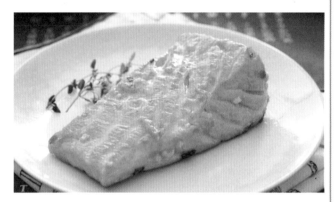

鱼肉中富含优质蛋白、B 族维生素等物质，炖汤味道鲜美，清淡少油而又营养丰富。

补维生素 A，预防夜盲症

维生素 A 对维持视觉功能，特别是夜间视力有重要作用。体内缺乏维生素 A，会引起干眼症、皮肤干燥、抵抗力降低等，甚至会导致夜盲症。备孕女性可以吃一些富含维生素 A 的食物，深绿色和红黄色果蔬含有丰富的胡萝卜素，而胡萝卜素在体内可转变为维生素 A。平常多食用这类食物，即可改善维生素 A 缺乏的状况。

补维生素 C，提高免疫力

维生素 C 参与细胞间细胞质的生成，维持人体组织间正常的坚固性和通透性；改善铁、钙和叶酸的利用率；增强机体对外界环境的抗应激能力和免疫力，还有一定的解毒功能。富含维生素 C 的食物有樱桃、番石榴、红椒、黄椒、柿子、西蓝花、草莓、橘子、芥蓝、猕猴桃等。

补维生素 E，提高生育能力

维生素 E 能促进垂体促性腺激素的分泌，提升卵巢功能，增加卵泡数量，使黄体细胞增大并增强黄体酮的作用，提高性反应和生育能力。维生素 E 缺乏，会导致不易受精或容易出现习惯性流产现象。富含维生素 E 的食物有麦芽、黄豆、植物油、坚果类、绿叶蔬菜、未精制的谷类制品、蛋类等。

不要不吃脂肪

一些女性十分重视自己的身材，即使备孕期间也坚持瘦身，怕吃脂肪会导致肥胖影响身材，这对怀孕很不利。备孕女性适当摄入一些脂肪才能保持营养的均衡。

脂肪摄入不够会影响怀孕

肥胖和脂肪摄入过多有关系，但并不是说一点脂肪都不能吃。如果孕前一味减肥，摄入低脂食物而使体内脂肪缺乏，也可能导致受孕失败。或者即使受孕了，也会危及胚胎发育。脂肪中的胆固醇是合成性激素的重要原料，若摄入不足，还可能引起性欲下降。

吃对食物补充必需的脂肪

可以适当多吃一些海鱼、海虾等，它们含有胎宝宝发育所需的优质脂肪；肉类、鱼类、禽蛋中含有较多的胆固醇，适量摄入有利于性激素的合成，备孕女性可以适当多吃一些。注意不要吃过多肥肉和油炸食品。

经期饮食调理

备孕关键词

1 喝豆浆、牛奶
常喝一些豆浆和牛奶可以为备孕女性补充优质蛋白。其中豆浆有利于卵巢健康。

2 喝果蔬汁补充维生素 C
备孕女性可以自己动手榨一些果蔬汁饮用，既安全健康，又可以补充维生素 C。

3 合理摄入脂肪
不要为了保持身材一点脂肪也不吃，可以吃一些牛羊肉、猪瘦肉、鱼虾等补充优质脂肪。

经期饮食需注意

女性月经前后注意饮食调养，可以有效减轻经期不适，让女性内分泌更协调，使月经周期更加规律，更有助于受孕。月经前后，饮食总的原则是：忌生冷，宜温热；忌酸辣，宜清淡；荤素搭配，防止缺铁。

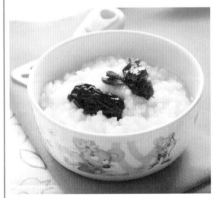
红枣枸杞粥：可以补血安神，有利于改善女性月经期间气血不足的症状。

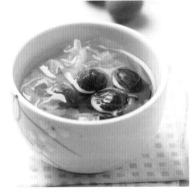
桂圆羹：适合气虚不足、心血亏虚、心悸失眠的女性食用。

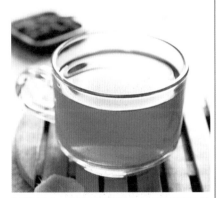
红糖姜水：可以祛寒补气，起到暖宫的作用，可以缓解痛经。

孕前补钙早开始

很多人以为补钙是怀孕后的事，这是一种错误的观点。其实，储备钙要从孕前开始。备孕女性从孕前3个月就要开始补钙了，以作身体储备之用。

备孕补钙首选食补

正常人每天需补充0.8~1.0克钙。备孕女性可以每天喝一杯豆浆、一杯牛奶，多吃含钙丰富的食物，如鱼、虾等，适当多吃水果和蔬菜。补钙时，要防止钙与某些食物中的草酸结合，形成不溶性钙盐，以致钙不能被充分吸收利用。所以，不要将含草酸丰富的菠菜、竹笋等与含钙丰富的食物一起烹调。维生素D可以促进钙的吸收，在补钙的同时，也要注意补充维生素D，富含维生素D的食物有蘑菇、奶酪、动物肝脏等。

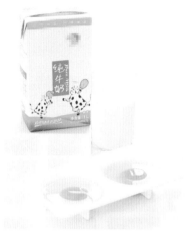

牛奶中含有丰富的蛋白质、钙等营养物质，每天一杯牛奶，可以为人体提供能量，提高免疫力，增强体质。备孕女性应从孕前3个月就开始为身体做好储备。

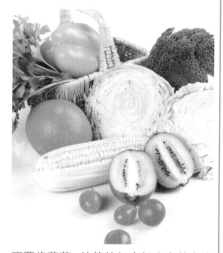

不要将菠菜、竹笋等与含钙丰富的食物一起烹调，防止钙与某些蔬菜中的草酸结合，形成不溶性钙盐，不易被身体吸收。

孕前补铁防贫血

铁是人体生成红细胞的主要原料之一。女性如果孕前贫血没有及时治疗，进入妊娠期后很可能发展为严重贫血，对母体和胎宝宝

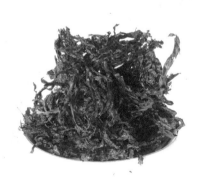

的健康都会造成很大影响。备孕女性应特别注意补充铁，为自己和胎宝宝做好充分的铁储备。应该注意膳食的调配，有意识地食用一些含铁丰富的食物，如动物肝脏、蔬菜、肉类、鸡蛋等，其中猪肝的含铁量最高。瘦肉、紫菜、海带等也含有一定量的铁。

孕前补碘要及时

碘是人体中一种必需的微量元素，是体内甲状腺激素合成的基本原料，缺碘即可导致甲状腺激素

的合成和分泌减少，而甲状腺激素又能促进蛋白质的合成，是促进胎宝宝生长发育必不可少的成分。

缺碘除了会造成胎宝宝脑发育障碍外，胎宝宝出生后还可表现出明显的智力低下和精神运动障碍，如聋哑、偏瘫和身材矮小等症状。补碘应从备孕期开始，吃碘盐，多吃海带、紫菜、发菜、海鱼、虾、干贝等含碘丰富的海产品。但补碘不可过量，否则也会导致甲状腺疾病。每天补充175微克的碘为宜。

孕前补锌很必要

备孕期间补充微量元素也十分重要，锌就是人体新陈代谢不可缺少的微量元素之一，是酶的重要组成部分，对人体的性发育、性功能、生殖细胞的生成有着举足轻重的作用。

补锌有助于母婴健康

孕前补锌，可以为孕期储备锌元素，还能促进排卵，从而增加受孕机会。孕期缺锌，会导致胎宝宝生长发育迟缓，身材矮小，严重的可造成胎宝宝畸形。因为锌对女性怀孕和胎宝宝生长发育都有重要作用，所以，在准备怀孕时要注意充分补充。

从食物中摄取锌

补锌应以食补为主。多摄入富含锌的食物，如牡蛎、贝类、海带、黄豆、扁豆、麦芽、黑芝麻、南瓜子、瘦肉等；可以常吃核桃、瓜子等含锌较多的零食；尽量少吃或者不吃过于精制的米和面，适当多吃一些粗粮，因为粗粮的麸皮富含锌。

食物巧助孕

备孕关键词

1 宜养血补气
备孕女性如果气血不足要尽早调理，多吃含铁食物可以改善贫血症状。

2 微量元素不可少
锌、碘等微量元素对维持人体代谢有重要作用，孕前要适当补充。

3 可适当多吃坚果
坚果中富含优质蛋白和多种矿物质，备孕女性可以适当多吃一些，但不宜过量。

宜吃有色食物助孕

备孕夫妻在日常生活中可以吃些有色食物，有助于备孕。

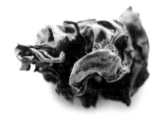

黑色食物对肾有保护作用，有助于加快新陈代谢和生殖系统功能，还能促进唾液分泌，促进胃肠消化。常见的黑色食物有黑芝麻、木耳、黑豆、黑米等。

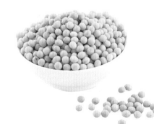

黄色食物可以健脾，增强胃肠功能，恢复精力，补充元气，进而缓解女性卵巢功能减退的症状。可以常吃的黄色食物有黄豆、南瓜、小米、玉米、香蕉等。

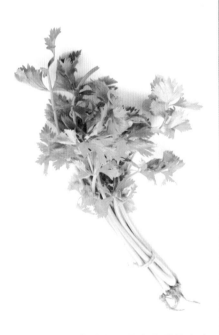

绿色蔬菜含有膳食纤维和多种维生素，能清理肠胃，防治便秘，还能保持体内的酸碱平衡，增强机体免疫力。菠菜、大白菜、芹菜、生菜、韭菜、西蓝花等都是很好的选择。

"好孕" 食谱

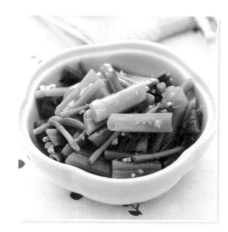

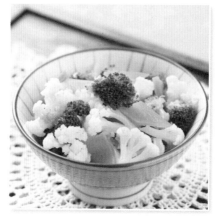

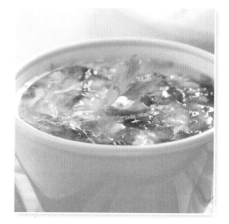

蒜蓉空心菜

原料：空心菜 250 克，蒜末、盐、香油各适量。

做法：1. 空心菜洗净，切段，焯烫熟，捞出，沥干。2. 蒜末、盐与少量水调匀后，再浇入热香油，调成味汁；将味汁和空心菜拌匀即可。

营养功效：空心菜中的膳食纤维含量极为丰富，能帮助备孕女性轻松排毒，同时对防治便秘有积极的作用。

胡萝卜炒双花

原料：西蓝花、菜花各 100 克，胡萝卜 50 克，白糖、盐、水淀粉各适量。

做法：1. 将西蓝花、菜花洗净，切成小块；胡萝卜洗净，切片备用。2. 锅内加水煮沸，放入西蓝花、菜花、胡萝卜略煮，捞出备用。3. 锅中放油，油热后，放入西蓝花、菜花、胡萝卜翻炒，加入盐、白糖及适量水，烧开后用水淀粉勾芡即可。

营养功效：胡萝卜富含胡萝卜素，能很好地保护眼睛，有助于减轻电脑辐射的危害，对备孕有好处。

紫菜汤

原料：紫菜 10 克，鸡蛋 1 个，虾皮、香菜、葱末、姜末、香油、盐各适量。

做法：1. 虾皮、紫菜均洗净，紫菜撕成小块；鸡蛋打散；香菜择洗干净，切小段。2. 油锅烧热，下入姜末略炸，放入虾皮略炒一下，加适量水烧沸，淋入鸡蛋液，放入紫菜、香菜、葱末、香油，加盐调味即可。

营养功效：紫菜除了含有丰富的胡萝卜素、B 族维生素外，最重要的是，它蕴含丰富的膳食纤维和矿物质，可帮助排泄身体内的废物和毒素。

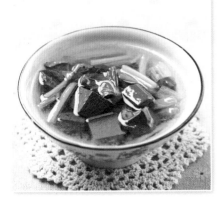

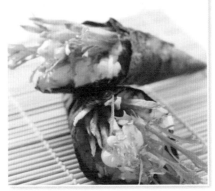

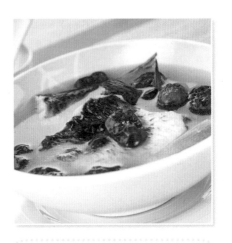

猪血菠菜汤

原料：猪血、菠菜各 200 克，虾皮、盐各适量。

做法：1.猪血切成小块；菠菜洗净，切段。2.锅中倒入适量水烧开，先加入虾皮、盐，再加菠菜、猪血，煮 3 分钟，最后加调料调味即可。

营养功效：猪血所含铁元素非常高，以血红素铁的形式存在，容易被人体所吸收及转化，可有效预防贫血。

金枪鱼手卷

原料：寿司饭 100 克，新鲜金枪鱼 80 克，海苔 1 张，紫苏叶、苦苣、芥末各适量。

做法：1.苦苣、金枪鱼切成 1 厘米宽的段；海苔切成两半。2.将半张海苔放在手上，在海苔一角铺上少许寿司饭，压紧。3.饭上铺紫苏叶，挤芥末在上面，摆上金枪鱼段、苦苣，从摆有食物的一侧卷起，卷紧呈圆锥形。4.用寿司饭将海苔粘住，底部的海苔向内折，粘住寿司饭即可。

营养功效：金枪鱼中含有丰富的氨基酸，食用金枪鱼既可以享受美食，又可以通过非药物方式补充氨基酸，还有助于防紫外线辐射。

红枣黑豆炖鲤鱼

原料：鲤鱼 1 条，黑豆 50 克，红枣 8 颗，姜片、料酒、盐、胡椒粉各适量。

做法：1.将鲤鱼剖洗干净，用料酒、姜片腌制备用。2.把黑豆放入锅中，用小火炒至豆衣裂开，取出。3.将鲤鱼、黑豆、红枣一起放入炖盅内，加入适量沸水，用中火隔水炖至熟，最后用胡椒粉、盐调味即可。

营养功效：黑豆能增强消化功能，促进骨髓造血，起到改善贫血的作用，经常食用黑豆还可防老抗衰、增强活力；鲤鱼富含优质蛋白，对备孕女性有好处。

男性这样吃，提高精子质量

怀孕离不开优质的精子，所以在日常生活中，男性也要注意调整饮食，适量摄入有益的食物，增强自身性功能和生育能力。吃得对，吃得好，对提高男性自身的精子活力，以及男性生殖系统的保健都有好处。

备孕男性要远离的饮食

动物内脏

动物内脏中胆固醇、饱和脂肪酸含量较高，常食用不利于人体健康。研究者曾在动物内脏，尤其是牛、羊、猪内脏中发现重金属镉，而镉能导致不孕不育。为了保险起见，备育的男性应注意其摄入量，每周吃一两次，每次不超过50克即可。

加工肉制品

肉制品在腌制和加工过程中，常会产生亚硝酸盐。亚硝酸盐是导致身体疲劳，引发癌症的重要因素。肉制品在加工过程中的卫生状况也令人担忧。备育

男性大量食用加工肉类，会使有害物质在体内积聚，影响精子的质量和数量。所以，这些食品应控制摄入量，不宜经常食用。

可乐

美国的科学家研究发现，目前出售的可乐可能会伤害精子，影响男性的生育能力。若受损伤的精子与卵子结合，可能会导致胎宝宝畸形或先天不足。因此正处于备孕期的男女应少喝或不喝可乐。

备育男性饮食宜忌

宜做	不宜做
宜吃一些水果蔬菜：水果和蔬菜中含维生素和叶酸，备育男性多吃一些可以增强精子活力，延缓衰老。	不宜吃烧烤油炸食物：这类食物中含有致癌毒物丙烯酰胺，影响睾丸生成精子，可导致男性少精、弱精。
宜合理控制体重：一些男性体重超标，不利于备孕，要少吃油脂含量过高的食物，合理减肥。	不宜多吃芹菜：男性多吃芹菜会抑制睾酮的生成，不利于精子的生成，影响精子数量和质量。
宜适当多喝牛奶：男性备育期间也要喝一些牛奶，可以补充优质蛋白，调节内分泌功能。	不宜多吃海鲜：有些被污染的海产品中汞含量较高，汞会影响精子的活力和质量，使精子数量降低，严重损害生殖健康。

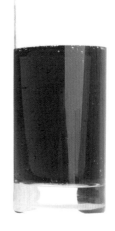

可乐不仅影响精子质量，而且糖含量较高，容易引起肥胖、糖尿病，都不利于男性备孕，因此，备育男性要避免喝可乐。

要靠维生素提高精子质量

维生素 A 提高精子活力

维生素 A 是生成雄性激素所必需的物质，备育男性如果缺乏维生素 A，其精子的生成和精子活动能力都会受到影响，甚至产生畸形精子，影响生育。维生素 A 的主要食物来源是鱼油、动物肝脏、乳制品、蛋黄、黄色及红色水果、红黄绿色蔬菜。

维生素 C 增加精子数量

维生素 C 可以增加精子的数量，并提高精子活力，减少精子受损的危险。男性计划备孕应该多吃绿叶蔬菜、水果和粗粮，这些食物中叶酸和维生素 C 含量都很高。维生素 C 的主要食物来源是柑橘类水果、草莓、猕猴桃、木瓜、绿叶蔬菜、西蓝花等。

维生素 E 提高精子活性

维生素 E 有延缓、减慢性功能衰退的作用，对精子的生成、提高精子的活性有良好效果。缺乏维生素 E，会造成精子发育障碍，使精子减少或影响精子的正常活动能力，甚至导致不育。富含维生素 E 的食物有麦芽、黄豆、坚果类、全麦食品、蛋类、猕猴桃、圆白菜、菠菜等。

不宜吃壮阳保健品

性能力与生育有关，但并不需要无止境地追求。性功能正常者没有必要去壮阳，性功能障碍者，应在医生指导下服药或采取食疗。所谓的无任何副作用的保健品，大部分都含有助阳药，经常服用容易导致机体遭受损害，重则引起睾丸萎缩、前列腺增生、垂体分泌失调等后果。此外，常用助阳药物所孕育的胎宝宝，先天不足或畸形的可能性较大。备育男性切忌随意服用各种性保健品，即便想用温和的中药提高生育能力，也要在中医师或药剂师的指导下服用。

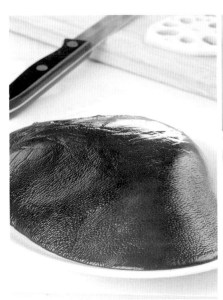

动物肝脏
备育男性吃动物肝脏可补充维生素 A，有利于雄性激素的生成，但不宜过量食用。

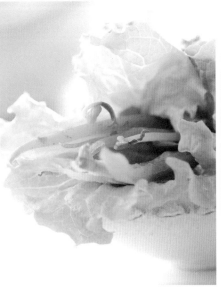

绿叶蔬菜
多吃一些绿叶蔬菜可以为备育男性补充维生素 C，有助于提高精子活力。

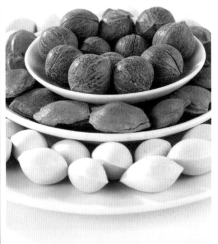

坚果
男性吃坚果能够补充维生素 E 和蛋白质，营养丰富，利于备育。

适当吃些含锌食物

锌直接并广泛参与男性生殖过程中多个环节的活动；维持和助长性功能，增加精子数量，参与睾酮的合成，提高精子的活力；参与人体蛋白质的化合。

宜提前 3 个月食疗补锌

正常男性精液中的含锌量必须保持 15~30 毫克 /100 毫升的健康标准。如果低于这个标准，就意味着缺锌，从而造成锌缺乏症。对于即将生育的男性，建议孕前 3 个月开始补充足够量的锌。

补充锌元素的最佳方法是合理调配膳食，多吃些含锌较多的食物，如各种坚果、香蕉、圆白菜，以及猪肝、猪肾、瘦肉、牡蛎、蛤蜊等。

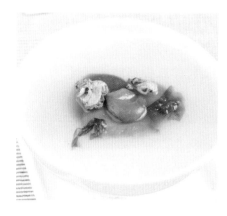

食物中锌含量最高的为牡蛎，但是牡蛎胆固醇高，不建议男性长期食用，可适当食用动物肝脏、坚果类、瘦肉类等食物。

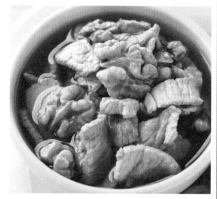

瘦肉富含优质蛋白且脂肪含量低，备育男性可以多吃一些。其中含有的锌元素有助于提高男性性功能。

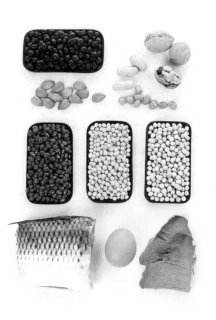

补充蛋白质助孕

对备育男性来说，蛋白质是生成精子的重要原材料，合理补充富含优质蛋白质的食物，有益于协调备育男性的内分泌功能以及增加精子的数量、提高精子的质量。但要注意不能过量摄入，因为蛋白质摄入过量容易破坏备育男性体内营养的均衡，造成维生素等多种物质的摄入不足，对受孕不利。

食物补硒更健康

硒是人体必需的微量元素之一，是影响精子产生和代谢的一系列酶的组成成分，是对抗某些精子毒性作用的代谢元素，能避免有害物质伤及生殖系统，维持精子细胞的正常形态。缺硒可导致精子生成不足，与男性生育能力下降有很大关系。

含有硒元素的食品，主要有牡蛎、虾、贝类、动物肝脏、牛奶、豆类等，备育男性可以适当多食，对生育非常有好处。但是，补硒过量会引起中毒，引起身体不适。建议以每天 400 微克膳食硒作为最大安全摄入量。

既要控制体重又要摄入必要的脂肪

过胖或过瘦都会影响男性备育。肥胖会影响男性的激素水平，降低其生育能力。同时会使男性性欲减退，增加性功能障碍的可能性，使受孕困难。男性过瘦则多为营养不良，直接影响男性的生殖功能和生育能力。

合理控制体重

合理的体重对备育男性非常重要，计划要宝宝的男性在日常生活中要注意补充多种营养，饮食宜多样化，但要少吃油炸、烧烤食品和脂肪含量高的肥肉等，这样有利于保持理想体重，进而有利于睾丸激素水平的稳定。

补充必要脂肪

对备育男性来说，性激素主要是由脂肪中的胆固醇转化而来，脂肪中还含有精子生成所必需的脂肪酸。如果缺乏，不仅影响精子的生成，还可能引起备育男性性欲下降。肉类、鱼类、禽蛋中含有较多的胆固醇，适量摄入有利于性激素的合成，有益于优生。

多吃水果、蔬菜

备孕关键词

1 **戒烟、戒酒**
烟酒会降低精子质量，备育男性至少应提前 3 个月戒烟、戒酒。

2 **补充多种维生素**
男性在备育期间宜多吃水果和蔬菜，补充多种维生素以促进精子生成，提高精子活力。

3 **合理补充矿物质**
锌、硒等矿物质对男性备育至关重要，平时要适当多吃富含这些矿物质的食物。

备孕少不了果蔬

水果、蔬菜中含有的大量维生素是男性生殖活动所必需的，每天摄取适量的水果和蔬菜，有利于增强性功能，减缓性功能衰退，还能促进精子的生成，提高精子的活性，延缓衰老。

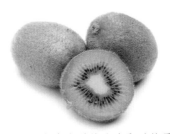

猕猴桃：富含多种维生素和矿物质，可以为男性补充多种营养物质，提高精子活力。

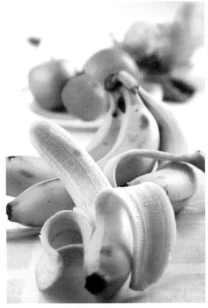

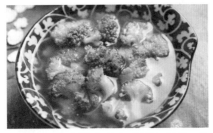

西蓝花：含有维生素 C 和膳食纤维，备育男性多吃一些可以促进新陈代谢，使身体更健康。

香蕉：含膳食纤维，可以加速体内代谢，帮助排毒；还含有丰富的镁元素，可预防男性早泄。

10 大好食物，增强男性活力

　　了解了男性提升生育能力需要补充的营养素之后，那么到底应该食用哪些食物呢？下面为备育男性推荐 10 种有益食物，日常合理食用可提升精子活力。备育男性快行动起来吧，一起来轻松吃出好活力！

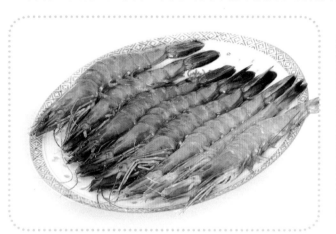

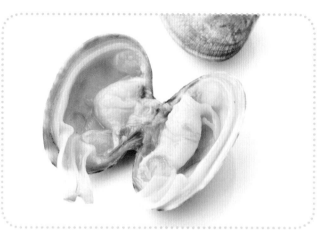

虾：虾中蛋白质占 20.6%、脂肪占 0.7%，除此之外还含有丰富的钙、磷、铁、硒等矿物质。虾性温、味甘，能补肾壮阳，提高精子的活力，备育男性日常饮食中可适当多摄入一些。

牡蛎：牡蛎中含有丰富的锌，锌对维持男性的生殖功能起着不可小觑的作用。在精子的代谢过程中锌是必需的物质，同时它还能增强精子的活力。因此备育男性的饮食中不可缺少牡蛎。

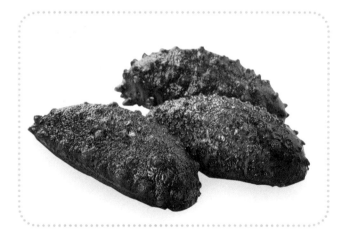

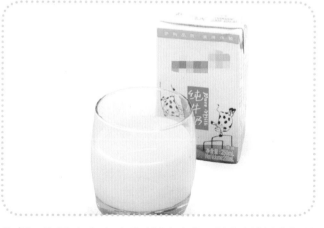

海参：海参含有丰富的营养，是一种高蛋白、高矿物质、低热量、低脂肪的食物。海参是天然的补肾壮阳食物，我国古代就有用其治疗阳痿的做法。

牛奶：牛奶中含有丰富的钙元素，备育男性适当喝些牛奶，对精子的运动、穿越卵子透明带的能力、维持透明质酸酶的活性以及对受精过程都起着非常重要的作用。

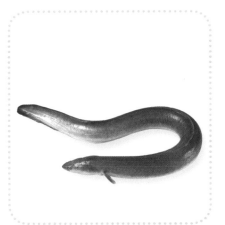

鳝鱼：鳝鱼中含有丰富的精氨酸，精氨酸是构成精子的主要营养物质，所以备育男性平时要吃些鳝鱼，以利于精子的生成以及精子活力的提高，为顺利孕育做准备。

韭菜：韭菜可温肾助阳、活血散瘀。韭菜别名"起阳草"，有助于提高男性耐久力。韭菜还含有丰富的胡萝卜素、维生素 C 及多种矿物质，备育男性可经常食用。

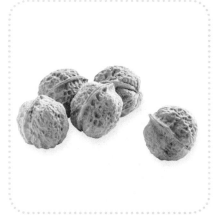

核桃仁：精子的生成需要大量的营养物质，其中对矿物质的需求量较大，核桃仁中含有丰富的镁，这种矿物质可以提高男性的生育能力。

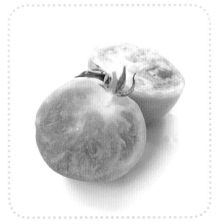

番茄：番茄含有一种天然的色素——番茄红素，能预防前列腺癌，还能改善精子浓度和活力。因为番茄红素是脂溶性物质，所以熟吃更容易吸收。不过，加热不要超过 30 分钟，否则番茄红素就会被自动分解掉。

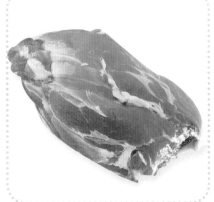

羊肉：羊肉性温热，具有补肾壮阳、暖中祛寒的功效。羊肉被人们奉为冬令补品，冬天吃羊肉，既能抵御风寒，又可滋肾补阳、强壮身体。注意羊肉不能与醋、茶叶一起食用，否则会引发便秘，而且还会降低壮阳补肾的效果。

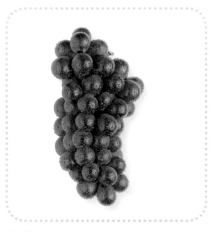

葡萄：葡萄中含有丰富的果糖，备育男性适当吃些葡萄，有利于精囊的健康，并能提高精子的活动能力。

好孕食谱

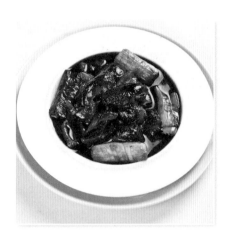 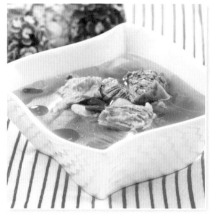 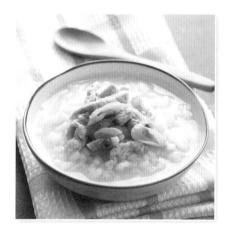

葱烧海参

原料：葱段 120 克，水发海参 200 克，高汤 250 毫升，熟猪油、料酒、酱油、水淀粉、盐各适量。

做法：1. 海参洗净，余烫一下；用熟猪油把葱段炸黄。2. 海参放入油锅中，加入高汤、酱油、盐和料酒等，烧至汤汁只剩 1/3，用水淀粉勾芡浇于海参上。

营养功效：海参是补肾壮阳佳品，经常食用海参，对男性肾虚引起的消瘦、性功能减退有较好的食疗效果。

羊肉栗子汤

原料：羊肉 150 克，栗子 30 克，枸杞子 20 克，盐适量。

做法：1. 将羊肉洗净，切块；栗子去壳，切块；枸杞子洗净，备用。2. 锅内加适量水，放入羊肉块、栗子块、枸杞子，大火烧沸，撇去浮沫，改用小火煮 20 分钟，调入盐煮熟即可。

营养功效：羊肉含有丰富的蛋白质，具有补肾壮阳、暖中祛寒、温补气血、开胃健脾的功效。但羊肉属于热性食物，阴虚火旺、易口干、易上火的人尽量少吃。

牡蛎粥

原料：牡蛎肉 100 克，大米、猪瘦肉各 30 克，料酒、盐各适量。

做法：1. 大米、牡蛎肉分别洗净；猪瘦肉切丝。2. 大米放入锅中，加适量清水，待米煮至开花时，加入猪瘦肉、牡蛎肉、料酒、盐，煮成粥即可。

营养功效：牡蛎中含有丰富的锌、硒等矿物质，可以提升男性的生育能力。

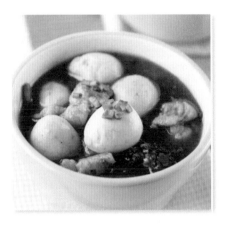

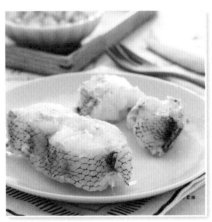

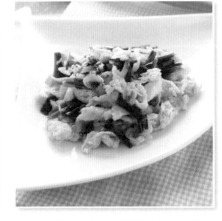

鹌鹑蛋烧肉

原料：五花肉200克，鹌鹑蛋5个，葱段、姜块、料酒、酱油、白糖各适量。

做法：1.五花肉汆水后，切成块；鹌鹑蛋煮熟，去壳，洗净。2.油锅烧热，放葱段、姜块煸香，加入五花肉、鹌鹑蛋、料酒、酱油、白糖，大火烧开，转中小火烧熟透，再用大火收稠汤汁即可。

营养功效：鹌鹑蛋是很好的补品，有补益强壮作用。男性经常食用鹌鹑蛋，可增强性功能，并增气力、壮筋骨。

柠檬煎鳕鱼

原料：鳕鱼肉1块，柠檬半个，鸡蛋清、盐、水淀粉各适量。

做法：1.将鳕鱼肉洗净，切小块，加入盐腌制片刻，挤入适量柠檬汁。2.将鳕鱼块裹上鸡蛋清和水淀粉。3.锅内放油烧热后，放入鳕鱼煎至两面金黄即可。

营养功效：鳕鱼富含优质蛋白，可以为备育男性补充营养。

韭菜炒鸡蛋

原料：韭菜150克，鸡蛋3个，虾皮50克，盐适量。

做法：1.把韭菜择洗干净，沥水，切成碎末，放入大碗内，磕入鸡蛋，放盐搅匀。2.锅置火上，放花生油烧热，倒入韭菜鸡蛋液煎炒熟，放虾皮翻炒均匀即可。

营养功效：韭菜不仅能刺激胃肠蠕动，还能促进食欲、杀菌和降低血脂，有固精、助阳、补肾等作用。

成功受孕，营养饮食有讲究

专家带你少走备孕弯路

许多夫妻备孕期间都会加强营养的补充，各种含维生素、蛋白质、钙、铁等营养素的食物没少吃，但总有人抱怨吃这么多有营养的东西还是怀不上宝宝。其实，营养不是胡乱补充的，掌握科学的方法才能更好地补充营养。

水果、蔬菜吃得越多越好吗？

许多人认为水果和蔬菜中富含多种维生素和矿物质，对备孕大有裨益，因此吃得越多越好。这种想法显然是不可取的。任何东西都要有节制地吃，即使水果和蔬菜有诸多好处也不要过量食用。

水果、蔬菜虽然营养丰富，但也不能过量食用。

吃水果、蔬菜要适量

虽说新鲜水果和绿叶蔬菜中含有许多营养物质，可以帮助受孕，但不能只吃水果和蔬菜。人体所需的营养物质是从多种食物中摄取而来的，果蔬中富含维生素和矿物质，但缺少人体所需的脂肪和蛋白质，需要靠其他食物补给。而且有的水果含糖过高，吃多了会导致肥胖。备孕饮食营养要均衡，果蔬、五谷、肉类都要吃。

> 水果和蔬菜中富含多种维生素，但缺少蛋白质等必要的营养物质，果蔬要适量吃，又不可只吃水果和蔬菜。营养均衡才有利于身体健康。

水果蔬菜并不是吃得越多越好

> 精制米面营养成分不够全面，应适当吃一些粗粮补充膳食纤维和矿物质。

宜补充膳食纤维，缓解便秘

精制米面更有营养吗？

精制米面经过反复加工，看起来更白、更细。但从营养角度来看，它不如粗粮营养全面、丰富。

不宜长期食用精制米面

长期食用精制米面易引起 B 族维生素和多种矿物质的缺乏。矿物质和维生素大都存在于粮食的皮壳部分。精制加工的米、面把粮食表皮去掉了，长期食用，人体膳食纤维摄入量减少，易引起便秘。

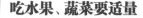

> 长期吃素食的备孕女性，应多吃豆类和奶类以补充优质蛋白质；素食备孕女性所需的热量可以从谷类和豆类等食物中来摄取，并在食用过程中讲究粗细搭配。可在早餐时适当增加全麦面包和麦片，每天适当吃 50 克坚果和 1 个鸡蛋。

选择优质植物性食物补充营养

素食主义者备孕怎么吃？

长期吃素食的人容易出现钙、铁、DHA 等物质的缺乏，要及时调整饮食结构，使之均衡。备孕期间不宜偏食、挑食，素食主义者可通过不同的谷物、蔬菜和水果的选择来获得足够的营养物质。

均衡饮食更健康

素食主义者虽然可以通过口服营养补充剂来弥补不足，但是从优生优育的角度，还是提倡均衡饮食，吃素食的人饮食以植物性食物为主、动物性食物为辅。要适当多吃一些谷物和豆类来摄取人体所需的热量和蛋白质；牛奶和鸡蛋可以补充优质蛋白；水果蔬菜含有多种维生素和矿物质，可以经常吃一些。

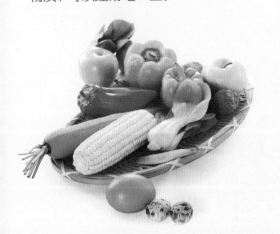

男性多吃番茄有好处？

番茄中含有番茄红素，番茄红素属于胡萝卜素类，是植物中所含的一种天然色素，因最早从番茄中分离制出而得名。它是目前自然界中被发现的强抗氧化剂之一。番茄红素的作用非常多，其中最明显的就是保健前列腺，提高精子活力和浓度，辅助治疗不育。经实验表明，番茄是比较适合长期服用的一种保健食物。

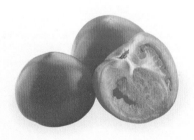

> 番茄富含番茄红素，可以对男性前列腺起到保健作用，能提高精子活力，备育男性可以常吃一些番茄和其他含番茄红素的食物。同时，备孕期间还要注意均衡饮食，不偏食、挑食，多吃一些谷物、豆类、牛奶和鸡蛋补充身体所需的热量和蛋白质，并且少喝或不喝可乐等含有咖啡因的饮料。

适量吃番茄有助于备孕

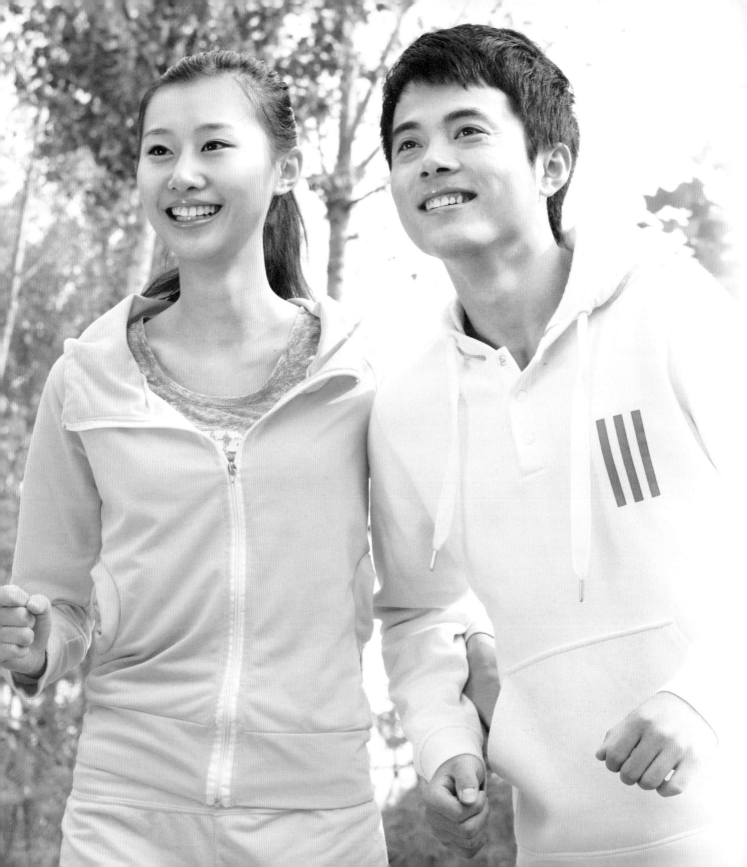

调节生活多运动，
轻松受孕宝宝棒

　　不良的生活习惯会影响备孕夫妻的"好孕"，一些夫妻迟迟没有怀上宝宝，很可能就是由不良的生活习惯造成的。所以备孕夫妻要改掉不良的生活习惯，这样才能远离对孕育不利的因素，为受孕加分。多锻炼、多运动可以使身体健康强壮，远离疾病，所以备孕期间夫妻双方要常做运动，为成功怀孕助力。备孕夫妻还要放松心情，以积极的心态去迎接宝宝的到来。

改变生活方式，不让宝宝"受伤"

都说"细节决定成败"，在备孕这件事上也是如此。一些备孕夫妻平时有许多不良的生活习惯，在备孕期间一定要改正，多注意生活中的细节，做好每一件小事才能有"好孕"。

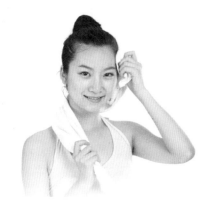

及时调整亚健康状态，经常锻炼身体，放松心情，改善不良生活习惯，有助于备孕。

调理亚健康，"好孕"自然到

亚健康是现代年轻人，尤其是白领们的通病，这不仅对备孕夫妻身体健康不利，还会影响孕育宝宝。备孕夫妻需及时调整，以更好的身体状态迎接宝宝的到来。

这是亚健康的信号

处于亚健康状态的人，在精神、身体素质方面会呈现出疲态，主要表现为以下几点：

感觉记忆力下降，注意力很难集中。思维运转缓慢，常常出现"反应迟钝"的情况。

常常产生自卑感，觉得压力大。很难高兴起来，即使在做快乐的事情时，也会隐隐觉得不安。

免疫力明显下降，是感冒或一些小炎症的"钟爱者"。

及时调节亚健康有助于备孕

长期处于亚健康状态的女性，其卵巢促生卵细胞的功能会大大降低，严重者会出现内分泌紊乱现象。长期处于亚健康状态的男性，精子活性下降，精子数量也会减少，给孕育造成困难。孕产专家提醒现代年轻人，要善于调节工作中的压力，改善不良的生活习惯，注意养成健康的饮食习惯，合理均衡地补充营养素，这样更利于备孕。在闲暇时间里多做运动，放松心情。

同时，夫妻之间要多交流，充分信任对方，保持规律的休息和饮食习惯，作为备孕女性，也应当减少或者不要化妆，减少化学成分对身体的损伤，以免影响备孕。

备孕生活宜忌

宜做	不宜做
宜释放工作压力：备孕夫妻在工作中要放慢节奏，不要一心扑在事业上，要学会享受生活，保持好心情更利于备孕。	女性不宜化浓妆：化妆品中含化学成分，备孕期间女性最好不要化妆，以免对身体造成伤害，影响备孕。
宜早睡早起：备孕时要养成良好的睡眠习惯，不熬夜，保持规律的作息，有利于使内分泌保持平衡。	不宜处在噪声中：噪声强度如果高到一定程度，不仅会损害人的听觉，还可能影响内分泌系统，使人出现性功能紊乱。
宜多交流：备孕夫妻要充分信赖对方，与伴侣分享喜悦，分担烦恼，这样能够使彼此更加亲密、默契。	不宜经常出差：经常出差早出晚归，休息、饮食没有规律，工作高度紧张，会影响备孕。

备孕女性要远离化妆品和香水

不要用美白产品

化妆品中存在的某些化学物质会通过皮肤进入体内，影响受精卵，进而影响胎儿健康。因此，在备孕期间，女性最好暂时远离它们，尤其是具有美白作用的化妆品。很多不合格的具有美白作用的化妆品中含有铅，时间长了会透过皮肤进入体内，备孕女性尽量不用这类产品。

不要用指甲油

指甲油一般都是以硝化纤维为本料，配上很多种化学溶剂制成。这些原料大都有一定的生物毒性，长期使用可造成慢性中毒。

指甲油不仅通过指甲缝等直接伤害皮肤，其特殊气味还会刺激嗅觉神经，备孕女性经常使用会对自身健康造成危害，也不利于孕育健康宝宝。

香水要收起来

香水中的成分比较复杂，大多数都含有50~150种成分，有些成分有一定毒性，会导致过敏，容易对胚胎产生不良影响。另外，有些香水中含有麝香，久闻麝香不易怀孕。需要提醒备孕女性的是，夏天最常用的花露水就含有麝香的成分，备孕女性不要使用。

备孕期间不要烫发、染发

染发剂和烫发剂的成分之一是对苯二胺，这种物质对人体健康有害。不管美发店如何强调他们使用的是何种天然染发剂，都请不要相信。染发剂的有害成分不止一种，除了会直接刺激头皮引起瘙痒、皮炎外，还会通过皮肤、毛囊进入人体，进入血液，成为淋巴瘤和白血病的致病元凶。另外，染发剂中的有毒化学物质进入人体后，需要通过肝和肾进行代谢，长期反复地吸入必然会对肝肾功能造成损害。

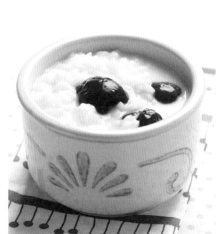

牛奶红枣粥
备孕期间想美白不要靠化妆品，喝牛奶红枣粥可以起到美白效果。

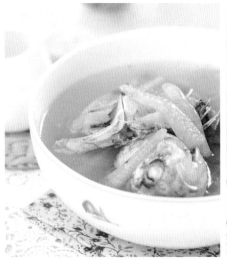

鲫鱼丝瓜汤
这款汤清淡又富含营养，还可以美白皮肤，备孕女性可以适当喝一些。

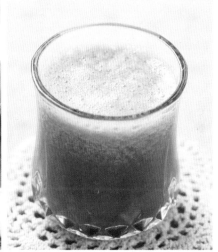

石榴汁
石榴富含维生素C和花青素，有助于抗氧化，美容养颜。

全方位防辐射

辐射在现代生活中是无处不在的，很多备孕女性都担心电子辐射会影响自己的身体健康。备孕女性在日常生活中要减少使用电子产品，以免辐射过多影响怀孕。

防辐射要注意生活细节

备孕期间不要把家用电器摆放得过于集中，特别是电视机、电脑、冰箱等，更不宜集中摆放在备孕女性的卧室里，还要注意缩短使用电器的时间。工作中尽量减少使用电脑的时间，如果备孕女性的工作环境必须面对电脑，那么建议在准备怀孕期间就开始防辐射，可以提前穿上防辐射服，每天使用电脑的时间不宜超过 4 个小时。努力做到少玩手机，睡觉时不要把手机放在床头。

孕前和怀孕初期最好不要暴露于 X 光中，避免受到伤害，还要远离微波炉。需要特别提醒有怀孕计划的女性，在单位体检或者其他需要做 X 射线检查时，一定要告知医生你近期有怀孕的打算，以减少 X 射线的伤害。

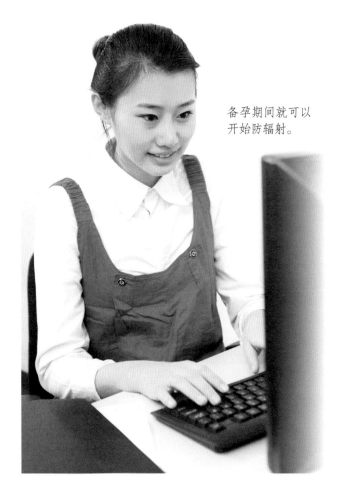

备孕期间就可以开始防辐射。

蒸桑拿、泡温泉，备育男性应远离

桑拿浴能够加快血液循环，使全身各部位肌肉得到完全放松，因此，不少男性喜欢经常泡桑拿浴，以解除身心疲劳。然而过于频繁泡桑拿，可能会造成不育。睾丸是产生精子的器官，在 35.5~36.5℃ 的恒温条件下精子才能正常发育。而一般桑拿室温度可达 50℃ 以上，这会严重影响精子的生长发育，导致弱精、死精等病症。所以备育男性应尽量减少蒸桑拿、泡温泉的次数，学会用其他方式放松身心，消除压力，比如跑步、瑜伽、按摩等。

减少熬夜利于备孕

许多人有熬夜的习惯，而且运动极少，生活极其不规律。长期睡眠不足可导致免疫功能下降，而且还会损伤心、肝，不利于孕育。所以备孕前的几个月，甚至是一年时间，需要调整睡眠，使身体得到良好恢复。

备孕期不可自行用药

人难免会生病，身体状态欠佳时服用一些药物可以帮助恢复健康。但"是药三分毒"，尤其对于备孕夫妻来说，可能只是剂量很少的药，但如果吃错了也会影响备孕。备孕期不可盲目服药，如需用药要向医生咨询。

备孕期间宜谨慎用药

药物对胎儿的影响不容忽视，备孕期间使用药物很可能会影响到精子、卵子，甚至受精卵。某些药物，如抗生素、激素会影响受精卵发育，导致胎儿发育异常。备育男性也同样要谨慎用药，某些药物会干扰蛋白质合成，影响精子 DNA 信息，使遗传物质的成分发生改变。

服药需咨询

备孕期患病不要自行用药，最好咨询妇产科医生后再决定是否服用。计划怀孕前的 6~12 个月，夫妻双方要慎重服用各种药物，孕前两三个月尽可能停止使用所有药物。

环境好，孕气好

备孕关键词

1 少熬夜
经常熬夜、睡眠不足易导致内分泌失调，使人体免疫力下降，影响身体健康，对备孕不利。

2 不用化妆品
化妆品中含大量化学添加剂，容易通过皮肤深入身体内部，备孕女性最好不要使用化妆品。

3 备育男性要远离高温环境
若备育男性的阴囊长时间处于高温环境中，会出现精子数量减少、成活率低的情况。

打造良好的居室环境

干净、整齐的卧室不仅卫生良好，减少细菌滋生，还能使备孕夫妻心情愉悦放松，更有助于受孕。备孕期要注意创造良好的居室环境。

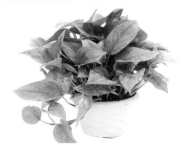

摆放一些花草：吊兰、绿萝等花草对空气有净化作用，可以在室内放一些。

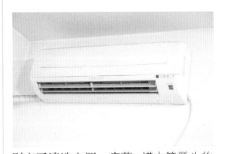

别忘了清洗空调：病菌、螨虫等微生物易在空调散热器上聚集，换季使用空调时要彻底清洁，以防室内空气被污染。

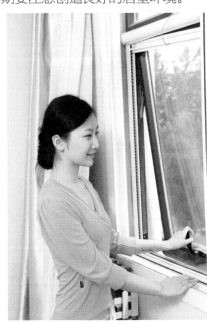

经常通风：卧室内要每天开窗通风，有利于补充新鲜空气，可以使室内保持适宜的温度和湿度。

运动调身体，为优生做准备

适宜的运动不仅可以强健备孕夫妻的身体，还能帮助男性提高精子的质量和力量，帮助女性调节体内激素平衡，增强免疫力，让受孕变得轻松起来。

备孕夫妻一起运动更"好孕"

备孕时多做做运动对双方都有好处。适宜夫妻一起进行的运动有以下几种。

散步：没有什么运动比散步更大众化了，它不需要太大的投入，却可以有很大的收益。散步尽量挑选空气清新的环境，注意不要穿鞋跟太高的鞋。

慢跑或快走：慢跑或快走比散步消耗的热量大，对心脏和血液循环也有很大的好处，备孕夫妻每天进行锻炼，可以提高身体免疫力。

羽毛球：备孕夫妻下班后打打羽毛球，既轻松又快乐，还可以使腰背部肌肉得到锻炼。

郊游：备孕夫妻可以进行一些登山、郊游等户外活动，既可以调节心情，又能适度锻炼身体，但是要注意活动强度和时间。

游泳：游泳是一种全身均衡的运动，会使身体的各个部位都得到锻炼，从而增强体质。

男性经常练习蛙泳可增强性功能，女性经常练习蝶泳可锻炼盆腔。

跳绳：跳绳时身体的上下颠簸，可以抖动体内的五脏六腑，对子宫及其周围的韧带、系膜等也都可以起到震颤、按摩的理疗作用。跳绳可有效降低宫外孕的概率。需要注意的是，在精子进入体内的 20 个小时之内，最好不要跳绳。

备孕运动宜忌

宜做	不宜做
宜坚持运动：坚持每天运动才有效果，如果做不到每天运动，至少要做到每周 3 次半个小时的有氧运动。	不宜不热身就运动：如果不进行热身就直接锻炼可能会导致身体不适，甚至会引起肌肉拉伤，一定要做好热身再运动。
宜夫妻共同运动：运动对男性女性都有好处，夫妻一起运动不仅能强身健体，还能增进彼此之间的感情。	不宜剧烈运动：任何运动都要有度，过度运动会消耗大量体力，反而影响健康。
宜把握节奏：运动时要把握好节奏，根据身体情况逐渐增加运动量，不要一下子提高运动强度和增加运动频率。	不宜只进行一项运动：运动要多样化，这样才能锻炼到身体的各个部位，强身健体。

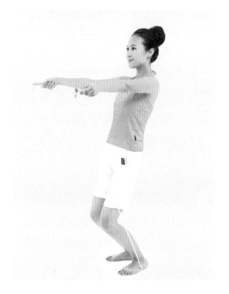

跳绳可以运动到全身，可有效降低宫外孕的概率。

正确运动才能助孕

运动前要做好准备

进行锻炼前要做热身活动，做一做肢体伸展运动，如体操、活动腰身等，为有氧代谢运动做准备，以免在运动中肌肉拉伤。运动前不要吃得过饱，运动前 1~2 小时吃饭较为适合。如果运动前吃得过饱，胃肠膨胀，膈肌运动受阻，腹式呼吸不畅，会影响健康。

运动时把握节奏

刚开始运动时强度不宜过大，可以随着身体的适应程度慢慢增加运动量，但运动不能过度。每次锻炼的强度不要过大，以身体不感到疲劳为宜，锻炼时间不要太长。每周跑步超过 30 千米或每天剧烈运动超过 1 小时可能会影响女性正常排卵。

运动后也有讲究

运动后不能马上喝水，运动后流汗易渴，如果这时大量喝水，会给消化和血液循环系统以及心脏增加沉重负担。运动后也不要立即洗澡，运动时血液多在四肢及皮肤，运动后血液尚未回流，若此时洗澡会导致血液进一步集中到四肢及皮肤，易造成大脑、心脏供血不足。

备育男性暂时告别骑车运动

研究表明，每周骑自行车时间累计超过 5 小时的男性，相比其他男性的精子数量和精子活性都有所下降。数据显示，在缺少锻炼的男性群体中，23％的人精子数量偏低；而每周骑车超过 5 个小时的"骑车男"群体中，这一数值升至 31％。另外，40％的"骑车男"精子活性不足，同样高于不运动男性。阴囊受伤或阴囊部位升温是骑车运动导致精子健康度下降的原因。备育男性应暂时避免强度过大的骑车运动，这样才有利于优生优育。

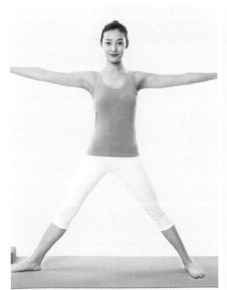

伸展运动
运动前做做伸展运动可以舒展身体，避免在运动过程中拉伤。

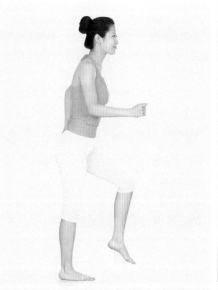

慢跑
运动的强度不宜过大，可以每天慢跑，坚持下来也会起到很好的效果。

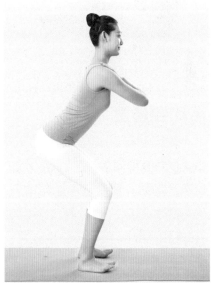

瑜伽
不仅能够调节身体机能，还能对人心理上进行调节，对备孕女性来说很有帮助。

运动可提高男性性功能

对于男性来讲，适量的健身运动可调节人体自主神经的功能，使体内雄性激素、睾酮含量增多，性欲大大增强，精子活力增强，减少阳痿的发生。

适合备育男性的运动

提高男性性功能的运动主要以锻炼腰腹部、提升臂力为主，全身锻炼为辅，主要有跑步、滑冰、游泳、俯卧撑及仰卧起坐等。仰卧起坐、俯卧撑、提肛这三项运动，可以让男性下体周围肌肉张力、收缩功能增强，并增强局部血液循环扩张、充血，促进男性下体血液充盈，从而增强男性的性功能。这是三项很普通的运动，一般人都可以做到。仰卧起坐和俯卧撑，每项每天至少做 20 次，而提肛运动随时随地都可以做。

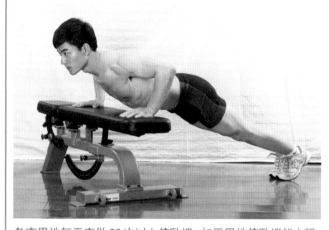

备育男性每天宜做 20 次以上俯卧撑，如果男性俯卧撑能力强，他的体能会更好，性生活时动作更有力度，也更加持久。

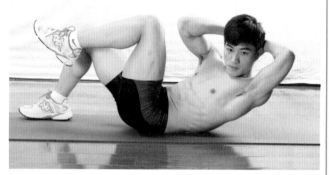

男性坚持做仰卧起坐可以有效锻炼腹肌，提高腰椎的灵活性和稳定性，也有助于提高性生活质量。

运动要适度

多运动可以使身体健康，但要注意力度和频率，适度锻炼才能为孕育助力。适度运动能帮助备孕夫妻放松身心，可以调节人体自主神经的功能，帮助分泌性激素，从而提高性欲。所以，合理的体育运动可大大地改善性生活的质量。但任何锻炼都要循序渐进，不要突然增加运动强度和时间，防止出现运动过量或运动损伤。一些缓和的、运动量适中的运动，如慢跑、游泳、打乒乓球等，都是不错的选择。

久坐不动要改正

久坐不仅会让人腰酸背痛，还会影响受孕。女性久坐，血液循环变缓，盆腔静脉回流受阻，易出现腹部隐痛、腰骶酸痛、分泌物增多等情况，不利于受孕。男性久坐后，阴囊长时间遭受压迫，静脉回流不畅，男性的性功能和生育能力将受到影响。此外，男性久坐，阴囊过久地被包围、受压，其温度调节能力受到影响，而精子生成需要适宜的温度，长期久坐不利于精子生成。

因此，备孕夫妻要改变久坐的习惯，注意提醒自己每工作 1 小时就要站起来活动 5~10 分钟，到室外走走，或者做做伸展操。

宜做有氧运动

备孕期要多做有氧运动，尤其是长期坐着、缺乏锻炼的职业女性。有氧运动可提高血液中的含氧量，将会在怀孕期间对胎宝宝的供氧带来好处。

零碎时间也能做运动

如果抽不出时间进行锻炼，可以采用步行上班的方式。如果相对较远，骑自行车也是一个不错的选择。如果住的楼层不是很高，上下楼时可以爬楼梯，这也是一项很好的运动，不但可以瘦身减肥，而且对心、肺、肌肉、关节也有一定的辅助锻炼作用。

定期运动也是一种放松

定期运动是释放压力最好的方法，运动能促进脑垂体释放一种叫内啡肽的物质，这种物质有缓解压力的作用，可以让人产生放松感。所以日常生活中可做简单的运动，如散步、慢跑、打羽毛球等。

选对运动助好孕

备孕关键词

1 每周至少运动 3 次
可以强健备孕夫妻的身体，每次锻炼时间不少于 30 分钟。

2 制订健身计划
备孕夫妻可在孕前 3 个月就制订好健身计划，并互相监督，彼此鼓励坚持。

3 运动前要热身
运动之前要热身，避免在运动中引起肌肉、韧带拉伤或关节扭伤。

女性宜做柔韧性运动

备孕期的运动以有氧运动为主，忌过于剧烈和劳累，柔韧性运动可以锻炼备孕女性的四肢，对内脏也具有按摩作用，慢跑、普拉提、健美操、瑜伽都是不错的选择。

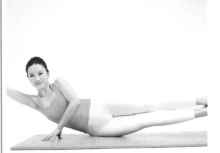

普拉提：可以很好地锻炼腰肌，而结实有力的腰腹肌肉组群对女性日后的怀孕和生产都非常有益。

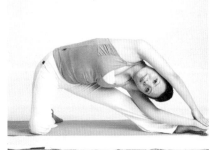

瑜伽：练习瑜伽还可以对人体内部器官进行按摩，对提高女性"孕力"非常有益。

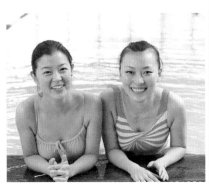

游泳：游泳是一种全身均衡的运动，会使身体的各个部位都得到锻炼，从而增强体质。

性生活越和谐，宝贝越聪明

和谐的性生活是爱情的升华，宝宝则是爱情的结晶。性生活和谐的夫妻孕育的孩子更聪明，所以夫妻之间多制造点小浪漫吧！

性生活可不是越频繁越好

生活中有那么一部分人，由于性生活安排不合理，影响了受孕的概率，导致婚后两三年都未能生育孩子。性生活过少或过频对受孕都是不利的。

把握性生活频率

性生活频率过低，精液贮藏时间过长，精子会出现部分老化或失去竞游的活力。性生活过频势必影响精子数量，这种质量不高的精液，即便遇上了排卵期也未必能受孕，所以要把握性生活的最佳频率。最佳的频率并不是一成不变的，要综合考虑到夫妻双方的体质、营养、体力、周围环境等因素。比较合理的基本原则是：排卵期之前5~7天，养精蓄锐待命出击；排卵期前后的1周内，增加次数，在体力和体质允许的情况下，隔日或3天一次。这样既可以提高受孕概率，又可以保证受孕质量。

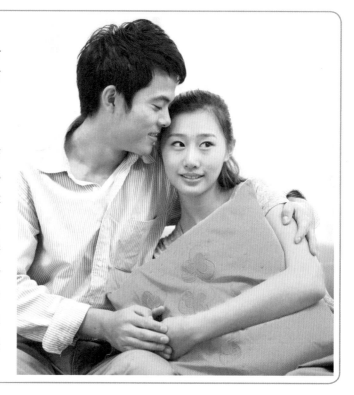

快乐的夫妻生活让宝宝早点到来

心理状态能引发激素和化学物质的分泌改变，从而影响精子和卵子。当人体处于良好的精神状态时，体力、精力、智力、性功能都处于高峰期，精子和卵子的质量也高。夫妻生活时心情舒畅、平和，这种"情绪记忆"会以基因的形式遗传给宝宝，不仅利于受精卵着床，让胎宝宝身体更加健康，还有利于其将来形成快乐的性格。做丈夫的要重视妻子的感受并使妻子达到性高潮，这对于得到一个健康聪明的宝宝至关重要。

把握性高潮，生个好宝宝

和谐的性生活是受孕的基础，而性高潮有利于受孕。有研究表明，女性在性高潮时孕育的孩子会更聪明。女性在达到性高潮时，阴道的分泌物增多，分泌物中的营养物质如氨基酸和糖增加，使阴道中精子的运动能力增强。同时，阴道充血，阴道口变紧，阴道深部皱褶却伸展变宽，便于储存精液。子宫颈口松弛张开，宫颈口黏液栓变得稀薄，使精子容易进入。性快感与性高潮又促进子宫收缩和输卵管蠕动，帮助精子上行。这一切，都非常有利于受孕。

性爱卫生不容忽视

除了在月经期要注意个人卫生之外，性生活的卫生也是不容忽视的。有关专家表示，不注意性生活卫生，会加大生殖道感染的概率。

性生活前清洗外生殖器

房事前男女双方一定要仔细地清洗外生殖器。男性要注意洗净阴茎、阴囊，并将包皮向阴茎根部牵拉，以充分暴露出阴茎头和冠状沟，并清洗干净。女性清洗外阴要注意大小阴唇间、阴道前庭部，阴道内则不需要清洗。

性生活后也要注意卫生

房事后，男性的精液和女性阴道分泌的黏液会粘在外生殖器上，也要及时清洗，否则很容易滋生细菌。房事后还应排尿一次，让尿液冲洗尿道口，可把少量的细菌冲刷掉，预防尿路感染，尤其是女性，一定要注意，但排尿要在精液进入子宫颈以后。

打造和谐性生活

备孕关键词

1 把握性生活频率
性生活频率过高或过低都不利于孕育宝宝，要合理安排性生活，在排卵期适度增加次数。

2 夫妻多交流
双方多沟通交流可以让性生活更协调，心情更轻松愉悦，有助于尽快受孕。

3 注意卫生
性生活前后都要注意清洗外生殖器，保持干净清洁，以免细菌感染。

多制造一些浪漫

备孕夫妻要注意在日常生活中多交流、多沟通，使夫妻关系更加融洽，在性生活前适当地多制造一些浪漫，有利于孕育聪明的宝宝。

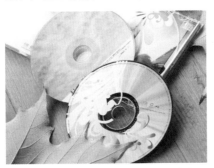

看爱情电影：性生活前看一看爱情电影容易引起共鸣，使备孕夫妻沉浸在美好的感情中。

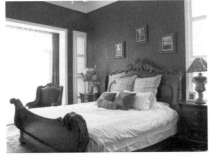

布置卧室：卧室布置得温馨浪漫可以使备孕夫妻心情愉悦，使性生活更加和谐。

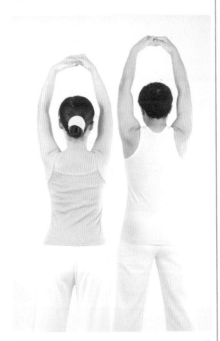

做双人运动：备孕夫妻可以做做双人瑜伽，既可以舒展身体，又可以增进夫妻感情。

双人运动更助性

喜好运动的女性，大多数在性生活时更容易兴奋，或者性兴奋度增高，或者性高潮时间提前，甚至部分女性性高潮体验非常强烈；喜好运动的男性，95%的人在参加运动3个月后，性功能和性高潮都会有所改善，勃起障碍的风险也会降低。

备孕夫妻可以一起做双人瑜伽或双人韵律操，一起运动能让你们彼此的身体更合拍、更默契。美国人用了一个非常经典的词来形容这种恋人间的行为——"非性交性快感"。

当然，运动的目的不是为了成为运动健将，而是为了更好地享受性生活。如果运动量过大，过度消耗了体能和脂肪，性激素分泌则会减少，反而抑制了"性趣"。所以，运动要适量，并因人而异。每周有氧运动2~4次，每次持续时间在30~45分钟，心率100~124次/分，这样既能使体重日趋标准，又能提升性反应。两人一起做运动，效果更明显。

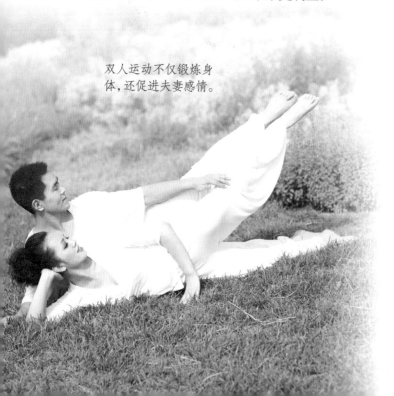

双人运动不仅锻炼身体，还促进夫妻感情。

锻炼阴茎的简易办法

相对于锻炼身体，直接锻炼阴茎也可以有不错的效果。主要有下面几种方法：

洗澡

在洗澡的时候，将喷头对准阴茎前端和根部周围（可翻开包皮露出龟头），以数十次较强的水压进行集中热水流按摩，可直接活跃支持勃起的韧带和神经。也可以利用水温的不同对阴茎进行刺激按摩，这样效果会更好一些，但不适合体弱者。

用手指按压阴茎

不管阴茎是疲软状态还是勃起状态，反复持久地用手指抓捏阴茎（做握紧和放松动作），可增强阴茎神经和血管等的活力，有效提高性能力。

提肛运动

有规律地往上提收肛门，然后放松，一提一松就是提肛运动。日常生活中，多做提肛运动，可活跃协同阴茎勃起的盆底肌肉和增加韧带强度，还可以改善会阴部的血液循环。

上面说的三种锻炼方式，最好每天1次，每次持续几分钟。避免时间过长，刺激过强，否则容易导致支持勃起的肌肉和神经疲劳，适得其反，甚至造成阴茎损伤。另外，频率合理、愉悦的夫妻生活，就是最简单最有效的阴茎锻炼方式。

改善阴道松弛的简单训练法

女性可以通过一些简单实用的锻炼方法，改善阴道松弛的情况，提高性爱质量。

缩肛运动

主动收缩肛门，一提一松，算是一次。晚上临睡前和早晨起床时，坐车、行走、劳动时都可以做。缩肛运动锻炼了耻骨尾骨肌，可以增强女性对性生活的感受，使其更容易获得性高潮。

憋住小便

在小便的过程中，有意识地憋住小便几秒钟，稍停后再继续排尿。经过一段时间的锻炼后，可以提高阴道周围肌肉的张力。要注意，憋住小便的时间不宜长。

收缩运动

仰卧，放松身体，将一根戴有无菌指套的手指轻轻插入阴道，然后收缩阴道并夹紧，持续3秒钟后放松，重复几次。时间可以逐渐加长。

其他运动

走路时，要有意识地绷紧大腿内侧和会阴部肌肉，反复练习。

提高女性性功能的运动

美好的性爱，不仅仅是夫妻两人的需求，也是要个健康宝宝的前提。下面这些简单的运动可提高女性的性功能。

游泳

蛙泳较适合女性，可以有效预防子宫脱垂、直肠下垂、膀胱下垂等疾病，还能增强腹部肌肉，提升女性做爱时的感觉。

骑自行车

可以锻炼女性的腿部关节和肌肉，对踝关节也很有锻炼效果，更重要的是可增强女性性功能。

散步

坚持每天散步30分钟以上，有利于减肥和保持体形，也能提升女性的性欲望。

排球

对臀部肌肉和腹部肌肉的锻炼效果尤为明显，同时能提高各项动作的灵敏性和协调性，有助于享受更多床笫间变化的乐趣。

臀部按压

坐在椅子上，将手放在骨盆两侧，帮助臀部用力向下压坐垫，同时用后背挤压椅背。重复3次，然后将臀部向左右移动。当骨盆能够胜任灵活运动时，才能轻松地享受性爱。

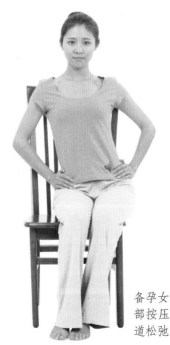

备孕女性平时做做臀部按压，可以改善阴道松弛的情况。

放松心态，快乐备孕

宝宝的健康与父母孕前的精神健康有着密不可分的关系。夫妻乐观的心态、健康的心理对未来宝宝的成长大有助益。所以备孕夫妻要调节自己的心态，做到快乐备孕。

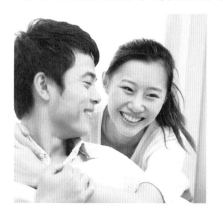

乐观的心态、健康的心理对备孕有很大帮助，也是未来宝宝健康成长的保证。

全面做好准备迎接宝宝

孕前准备做得越充分，备孕夫妻就越能承受未来孕期以及育儿过程中可能出现的种种问题。

为怀孕做好心理准备

事实证明，有心理准备的夫妻，孕前、孕后生活是轻松愉快的，家庭充满幸福、安宁和温馨，胎宝宝也会在优良的环境中得以健康成长。要怀上宝宝，就一定要调整好心态，以最佳状态备孕。父母健康、快乐，不仅是生个健康宝宝的前提，也能让宝宝有个开朗活泼的性格。所以，夫妻双方在决定要孩子之后，一定要努力调整自己的情绪，以一种积极乐观的心态面对未来，让希望充满生活的每一天。

做好身体准备

为怀孕做好身体准备，能够帮助你给未来宝宝一个良好的人生开端。如果可以的话，备孕夫妻最好提前半年左右做好身体准备，以便在饮食和生活方式上的改变能有时间发挥作用，把自己的身体调理到更好状态。如果患有某种疾病，应该在怀孕前至少3~6个月找医生咨询，并根据需要调整治疗方式。即使没有任何健康问题，备孕夫妻也最好做一个全面的孕前健康检查。另外，还需要改善饮食、控制体重、适当运动、戒烟、戒酒等，全面提升身体素质，让身体达到一个良好的备孕状态。

备孕调整心态宜忌

宜做	不宜做
宜了解孕产知识：备孕夫妻提前学习一些孕产知识，可以了解怀孕中的身体变化和不适症状，将来处理起来就会很顺利。	不宜总疑心自己不孕：备孕需要时间，一段时间内没有怀孕并不是不孕，要放松情绪，正确备孕。
宜放宽心：轻松的心态才有助于受孕，整天患得患失、求子心切会影响备孕，把心放宽，宝宝可能马上就会来。	不宜担心事业会受影响：即使怀孕，也可以继续工作，只要调整好工作强度和时间就好。
宜增进夫妻感情：夫妻之间要调整彼此的心态。一方心态不好时，伴侣需要好好劝导和安慰，帮助对方摆脱困境。	不宜照搬书本：备孕的宗旨是生活健康、心情放松，并不需要每个生活细节都恪守戒律。

想要宝宝又怕要宝宝，怎么办

女性不要害怕怀孕

很多女性对怀孕很担心，怕影响自己的体形，又怕分娩时难以忍受的疼痛。其实，这些担心是没有必要的。虽然怀孕后体形会发生改变，但是只要注意用科学的方法进行锻炼，产后体形也可以恢复。分娩更不用担心，因为这是一个很自然的过程，只要配合医生，每个孕妈妈都会平安诞下宝宝。

男性要相信自己可以做一个好爸爸

许多男性可能担心现有的收入不能给孩子最好的生活；还会担心尚未成熟的自己承担不了做父亲的责任。其实孩子并不需要最好的物质生活，一个幸福稳定的家庭，一对温和慈爱的父母，才是孩子成长最关键的因素，有爱心就可以成为一个好爸爸。

提前学习孕产知识

在迎接宝宝的这段时间里，备孕夫妻可以学习和掌握一些孕产方面的知识，了解怀孕过程中可能出现的变化或者不适。这样一旦有这些生理现象出现，就能够正确对待，泰然处之，避免不必要的紧张和恐慌。

求子心切要不得

许多备孕夫妻在决定要孩子后，会不由自主期待快点怀上宝宝，升级当孕妈准爸。适度的期待是好的，但是有些夫妻会因为太过期待，又没有很快怀上，而产生紧张的情绪。这种求子心切的心情是可以理解的，但备孕的夫妻应该注意适度调节，避免备孕期情绪过度紧张。

对于一直纠结于怀不上的备孕夫妻来说，可以适当转移注意力，不要老想着怀孕这件事。下班后去游个泳，散散步，也可以找个时间出去旅游，使自己的身心得到放松，这个时候身体就会处于极自然的放松状态，"好孕"自然就来了。

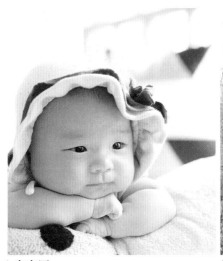

宝宝图
看一看可爱的宝宝图可以增加对宝宝的期待，有利于放松心情。

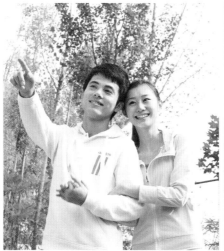

欣赏自然风光
备孕夫妻可以去风景优美的地方游玩散心，能调整心态，使情绪稳定。

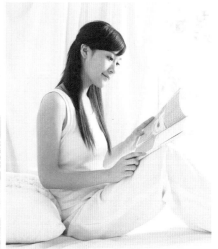

学习孕产知识
提前学一点孕产知识可以对孕育生产的过程多一些了解，做到有备无患。

放轻松，不必担心要宝宝会影响事业

许多备孕的女性因为担心有了宝宝会影响工作，所以将生宝宝的计划一拖再拖。其实，宝宝和事业并不冲突，许多在事业上取得成功，同时又孕育了健康宝宝的女性就是例证。备孕女性只要将工作和怀孕调度好，二者可以兼得。

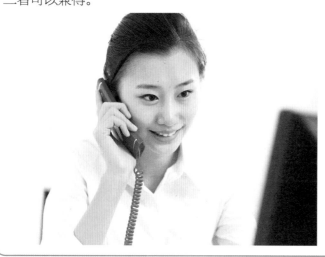

要宝宝和工作并不矛盾

有些职场女性在准备要宝宝的时候，总是面临两难：要宝宝还是要工作。其实这两者之间并不存在必然矛盾，因为即使在怀孕期间，你也可以继续工作，只要注意将工作强度调整到恰当的程度，注意工作时间不要太长就好。如果年龄不大，可以考虑等过了职位晋升的关键时期再要宝宝。但如果已经过了最佳生育年龄，就要慎重考虑了。总之，生宝宝和工作并不矛盾，要调整心态，不宜过度担心要宝宝会影响事业发展，把工作和生活调节好也可以轻松备孕。

学会释放压力

当备孕夫妻处于良好的精神状态时，精力、体力、智力、性功能都处于高峰期，精子和卵子的质量也高，这时候受精，胎宝宝素质也好，有利于优生。而如果压力过大、情绪不好则很可能导致内分泌改变，使身体功能受到不良影响，从而影响怀孕。因此，在备孕期间要放松心情，学会缓解工作压力，以创造出高质量的精子和卵子，孕育最棒的一胎。备孕夫妻可以选择跑步、打羽毛球等方式，或者捏一捏塑料气泡，这也是一种缓解压力的好办法。

男性也要调整心态

生孩子并不仅仅是女人的事情，从孕前准备开始，就要让丈夫参与进来。不仅是妻子，丈夫也需要将身体和心理调整到最佳状态。这样宝宝才有可能更加健康。丈夫以其自身的刚毅、坚强，能给予女性以情感支持，稳定她的情绪。同时，这也有助于培养夫妻间的感情。在遇到需要决策的情况时，丈夫冷静的思维有助于做出正确的判断，减少妻子的慌乱无助。所以，男性也要调整状态，更多参与到备孕之中。

备孕期间，丈夫应该学会主动关心体贴妻子，主动为妻子做些力所能及的事，为妻子提供最大的便利和帮助。比如，帮妻子系鞋带、拉背后的拉链、帮妻子捡东西、做家务等。

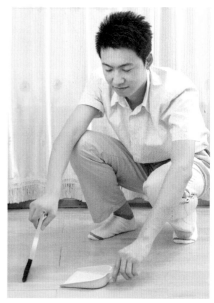

调整孕前忧郁

一想到怀孕的生活可能会很累，又担心宝宝是否健康，很多女性就会感到忧虑，情绪很不稳定，时而高兴，时而忧郁。一定要调整孕前忧郁才有助于受孕。

多关心备孕女性

孕前忧郁最有效的医治方法并不是打针和吃药，而是家人的关怀与照顾，尤其是丈夫的关心和呵护，多给妻子一些安全感，这样会使妻子的情绪起伏大大减少。备孕女性还要保证充足的睡眠，当精神充足饱满时，胡思乱想的机会自然减少，情绪波动也会减少。

多运动赶走忧郁情绪

另外，也可以做做简单的放松运动，比如，坐在地上，双脚伸直，脚尖尽量用力向前伸，或脚掌以顺时针方向打转，均可减轻腿部压力；轻轻按摩腰部肌肉，可减轻脊骨神经痛。戒掉烟酒，并少吃刺激性食物，保证均衡饮食。

学会调节心情

备孕关键词

1 调整工作和生活
不要担心要宝宝会影响工作，学会协调工作和备孕计划，释放工作中的压力。

2 做好心理准备
调整好心态，努力调整自己的情绪，以积极乐观的心态面对未来，以最佳状态备孕。

3 及时找人倾诉
吐露心声也可以释放压力，可以向好朋友倾诉一下备孕的烦恼，说出来会好很多。

多种方法放松心情

备孕夫妻化解紧张情绪、使心情放松的方法很多，找到最适合你的，让自己在最短的时间内调整到最佳状态。

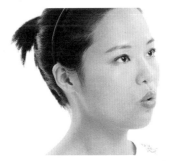

深呼吸：平稳、深度呼吸，让身体得到更多氧气，在体内自由循环，你就会慢慢平静下来。

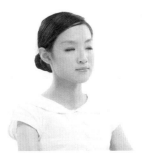

冥想：每天用10分钟的时间让自己彻底安静下来，放空身心和大脑，可以放松自己，保持意识清醒。

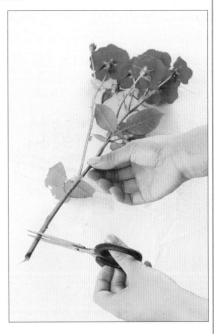

做手工：培养一个兴趣爱好，如做手工、养花、插花等，可以让生活丰富多彩，减轻备孕压力。

你调节生活的方式可能是错的

专家带你少走备孕弯路

想要成功受孕不仅要注意营养的补充，还应该改善不良的生活方式；要勤加锻炼，常做运动使身体更健康；放松心态，不要有太大压力。这些道理都懂，但许多备孕夫妻仍然做不对，很可能是方法出了问题。

家里新装修了，会影响怀孕吗？

如果为了方便，想搬进刚装修完的房子再怀孕，那就大错特错了。新装修的房屋，有害物质尚未散尽，持续的刺激会导致男女不孕不育，对孕妈妈的影响更大。目前室内装修最常见的有害物质主要包括甲醛、氡、苯、二甲苯、氨、苯并芘、放射性材料等。

装修需防污染

在装修时应考虑到装修污染的问题。所以最初选择材料时就应尽量采用符合国家标准的室内装饰和装修材料。绿萝是除甲醛的好帮手，新装修的房子里可以摆放些绿萝，同时至少要通风 6 个月。入住后也要经常通风，并在房间里摆放植物，加快污染物散发。如果怀疑有装修污染，最好请专业检测部门检测一下。

装修时选择符合国家安全标准的建筑材料。

> 新装修的房屋中有大量甲醛等刺激性气体，可能导致不孕不育，不宜在新装修的房间内受孕。此外，备孕期间，家里也尽量不添加新家具。

新装修的房子至少通风半年再入住

> 备孕女性如果体内没有弓形虫抗体，最好提前将宠物寄养，并做优生四项检查。

备孕女性要做优生四项检查

备孕期间不能养宠物吗？

许多人喜欢养宠物，但宠物身上容易有寄生虫，是否送走宠物要根据情况处理。备孕时决定宠物去与留的标准是备孕女性体内的弓形虫抗体。体内的弓形虫抗体一般是感染过弓形虫的人体产生的免疫反应。如果怀孕前感染过弓形虫，怀孕后即使再次感染，也不会对胎宝宝造成影响。这时也就不必忍痛将宠物送走了，只要严格注意卫生习惯，避免再次感染就可以。

> 备孕期间的运动强度不宜过大，以舒缓的运动为主。如果想多锻炼，要循序渐进地增加运动量，但运动不能太剧烈。

备孕做运动需强度适中

做完运动太累了影响怀孕吗？

许多备孕夫妻都知道经常锻炼身体对备孕有好处，也会坚持运动，但一些人运动完总是感到非常疲惫，需要休息很长时间才能缓解，甚至运动后乏力不想过性生活。按照正确的方法运动是不会出现这种情况的，可能你运动的方式出了问题。

学会科学运动

备孕夫妻每天做一些运动可以舒展身体，放松心情。备孕期间宜选择强度适中的运动方式，锻炼强度不可过大，否则会造成身体疲惫甚至受伤。可以夫妻两个人一起运动，慢跑、快走、双人瑜伽、游泳都是不错的方式。运动前要做好热身准备，否则易拉伤肌肉。要每天坚持锻炼才有效果，不可三天打鱼两天晒网。

旅途中心情愉悦，更利于受孕？

有些夫妻会刻意在旅途中怀孕，这种做法十分不妥。因为在旅途中夫妻都会体力过度耗损，加之生活起居没有规律，经常睡眠不足，一日三餐的营养也容易不均衡。这不仅会影响受精卵的质量，还会反射性引起子宫收缩，使胚胎的着床和生长受到影响。因此，即使在旅途中也要注意采取避孕措施，以免意外受孕。

只要不胖就不用担心影响怀孕？

有专家将人体脂肪称为"性脂肪"，意思是说，女性体内如果没有足够的脂肪，就会影响体内激素的分泌，影响生殖系统的功能，影响性欲。如果长期过瘦，将来即使增肥，生育能力也会受到影响。相反，如果女性脂肪过多，会引起内分泌和脂肪代谢紊乱，使激素比例失调，出现卵巢功能失调，从而出现排卵问题，最终导致怀孕概率降低。

所以说保持适宜的体重才能更好地受孕，如果体重超标在备孕期间要注意减脂，但不能追求过瘦，这样也会使怀孕受到影响。

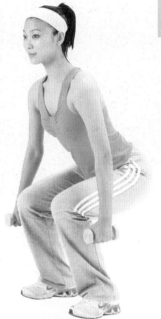

保持适宜的体重，科学运动很重要。不能为了好身材而过度减肥，这样会适得其反，影响受孕。

> 注意保持合适的体重，过胖或过瘦都会影响备孕。追求好身材的女性在备孕期间不要过度减肥，否则易影响性欲和生殖系统功能；体重超标的人内分泌和脂肪代谢易紊乱，会使激素比例失调，出现卵巢功能失调，导致出现排卵问题，所以这类人群要做好体重管理，以免太胖影响怀孕。

保持适宜的体重更利于受孕

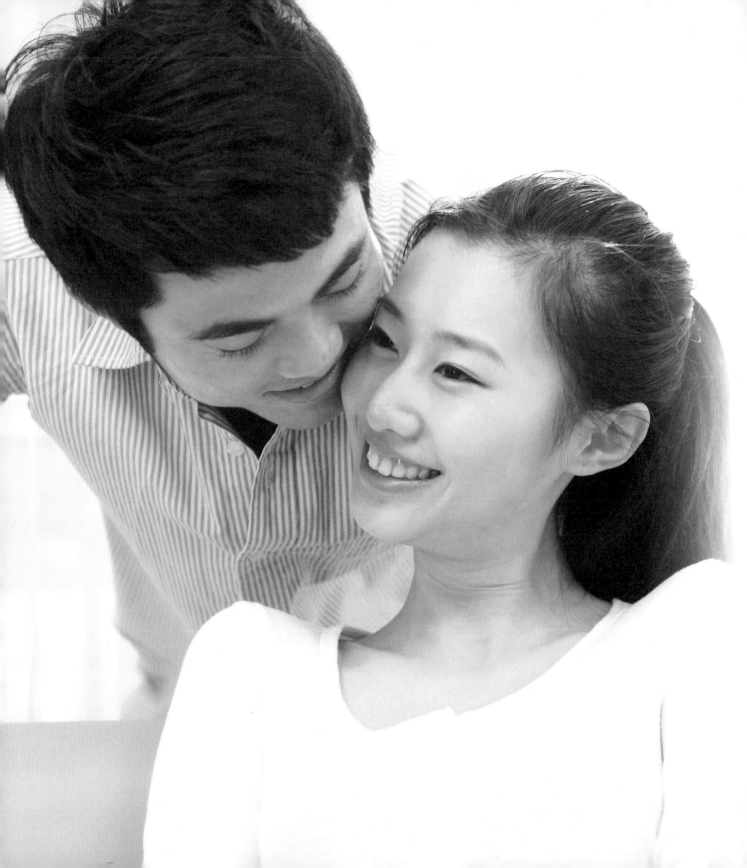

排除身体小毛病，"幸孕"随后就到

　　备孕很长时间都没有怀孕的夫妻，总是担心自己身体是不是有什么问题，甚至害怕自己不孕不育。其实，很多情况下暂时没怀上只是因为一些小毛病，无须过度担心，只要能够找出原因，对症治疗，一般都能够顺利怀孕。想要生宝宝的备孕夫妻，赶紧来看看自己是不是有一些不利于怀孕的小毛病吧，提前预防和治疗才能更快地怀上健康宝宝。

受孕的根本就是养护卵巢

卵巢是女性的性腺，是位于子宫两侧的一对扁椭圆形器官。其大小随年龄增长而有所变化，成年女性卵巢最大，绝经后萎缩变小、变硬。卵巢虽小，但能量巨大，可以分泌多种性激素，是卵子产生的必要场所，所以养护卵巢对受孕极为重要。

关爱卵巢健康

如果女性的卵巢不健康就容易出现排卵障碍，会影响正常的受孕和生育。还会导致雌激素、孕激素分泌减少，不足以维持良好的子宫内膜环境。"土地"不好，受精卵自然也难以着床。因此，女性备孕时就应关爱卵巢健康，保持卵巢的年轻化。

保养卵巢的方法

养成良好睡眠习惯。晚上入睡前不要过度上网和谈论刺激神经兴奋的话题，最好是上床后听一首轻柔舒缓的音乐，以助睡眠。不要熬夜，每天应该定时入睡，最好在 11 点之前就入睡，这样可以让新陈代谢得到良好的运作，保持身体健康，减慢卵巢衰老的速度。

不要有过大的精神压力。长时间处于精神高度紧张的女性更容易衰老，肌肤容易暗淡无光，并且无精打采，也不利于卵巢的保养。因此，即使工作再繁忙，也要保持乐观的精神，不可活在过大的精神压力下。

营养均衡。各种营养丰富的食物中，有很多都可以帮助女性驻颜美容、保养卵巢，如瘦肉、蔬菜、水果、坚果等，少食不利于健康的垃圾食品，不吸烟喝酒。

运动。有专家发现缺乏锻炼的女性，卵巢早衰现象要比经常锻炼的女性提前很多，由此可见，女性坚持锻炼可使卵巢延缓衰退。

保养卵巢宜忌

宜做	不宜做
宜补充优质蛋白：豆腐、豆浆等豆制品中含有大量优质植物蛋白，牛羊肉、猪瘦肉中也含有蛋白质，多吃这些食物可以让卵巢更健康。	不宜穿塑身内衣：塑身内衣的压迫，易导致卵巢发育受限，功能受损，使卵巢发生早衰现象。
宜远离辐射：尽量少接受电磁辐射，不要长时间用电脑、手机，如果工作需要用电脑可以穿防辐射服。	不宜随意做卵巢保养：市面上用作卵巢保养的精油良莠不齐，不要随便去做"卵巢保养"。
宜保持舒畅心情：过度焦虑和抑郁会影响卵巢功能，容易影响正常排卵，导致不孕。备孕女性要调节心态，保持愉悦舒畅的心情。	不宜滥用补品：一些保健品中含有大量雌激素，长期服用会导致内分泌紊乱，影响卵巢健康。

培育最棒的卵子

不抽烟，不喝酒

烟草中的毒素不仅会危害卵子，而且还会造成卵巢老化。研究结果显示，就卵巢功能而言，一位35岁女性烟民与不吸烟的42岁女性相差无几。可见，吸烟能影响卵子质量，导致女性生育能力下降。长期酗酒也同样会导致卵巢的老化。为了保护好卵子，女性一定要记得远离烟酒。

不熬夜，有规律地作息

经常熬夜，生活规律被打乱，身体的生物钟也会被打乱，直接的影响就是内分泌失调。而激素的分泌失调会使卵巢的功能发生紊乱，影响卵子的发育成熟及排卵。内分泌环境一旦被打破，要想重新调整，非常缓慢，因此要养成早睡早起的规律生活。

避免多次流产的伤害

子宫就如同孕育生命的土壤，而无论是药物流产还是手术流产，都无异于人为地破坏这块土地。如果反复流产，有可能造成无法受孕。而且，手术流产还有可能造成输卵管粘连、子宫内膜异位等导致不孕症的问题出现，所以一定要避免多次人流。

慎用促排卵药物

有些女性，自身存在排卵障碍，于是大量使用促排卵药物；还有些女性，为了生双胞胎，即使自身的排卵功能没问题，但还是时不时地使用促排卵药。这些都是不可取的。促排卵药主要用于治疗由于下丘脑—垂体—卵巢轴功能失调而无排卵者，服用药物可诱发排卵。如果过度排卵，可能会诱发卵巢早衰，甚至会影响生育。不同的促排卵药物有不同的针对性，该用哪种药要根据每个人的身体情况来确定。备孕女性不可滥用促排卵药物，一定要在医生的指导下服用。

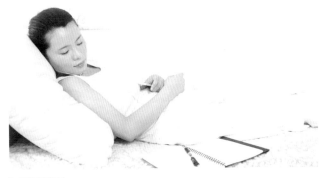

保证睡眠
睡眠不足易导致内分泌失调，使卵巢功能紊乱，因此要养成良好的睡眠习惯。

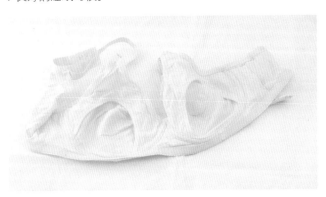

穿宽松内衣
紧身衣容易造成腹部血液流通受阻，不利于血液循环。内衣裤以宽松、舒适为主。

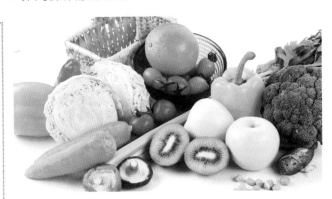

营养均衡
均衡摄入蔬菜、水果、瘦肉、坚果等食物，保证营养全面均衡。

保养卵巢吃这些最好

女性优生优育的关键是拥有健康的卵巢，因此卵巢的调养至关重要。女性保养卵巢不一定要靠药物，日常生活中注意调整饮食，适当多吃一些补气补血、调节内分泌的食物也能起到保养卵巢的作用。

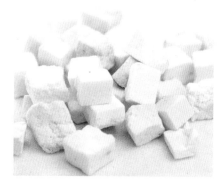

百合和茯苓： 百合和茯苓同食，可以保养卵巢，有效延缓女性衰老，双向调节雌激素水平，抑制卵巢囊肿的产生。

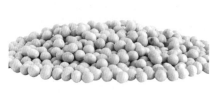

大豆： 大豆和各种豆制品中含有大量植物雌激素，可平衡内分泌，改善雌激素不足导致的身体不适症，诸如多梦、乳房发育不良、卵巢早衰等。

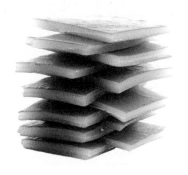

海带、紫菜： 海带、紫菜等海藻类食物对卵巢有一定的保养作用。海带、紫菜这类含碘、钙较高的食物能调节和平衡血液的酸碱度，同样可以调节雌激素平衡。

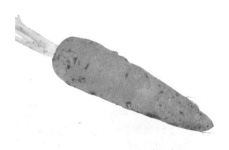

胡萝卜： 胡萝卜可以为女性补充维生素，平均每周吃 5 次胡萝卜的女性，患卵巢癌的可能性比普通女性低。

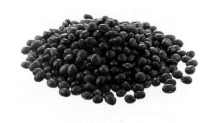

黑豆： 黑豆相比其他豆类含植物性雌激素多，长期用黑豆打豆浆喝，可以安全补充植物雌激素，对子宫和卵巢保养有很好的效果。

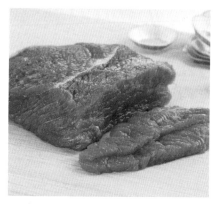

牛肉： 牛肉富含蛋白质、氨基酸，能补血养血，促进机体的自身修复。卵巢早衰的女性容易患心脑血管疾病。牛肉中的锌，可减少胆固醇蓄积，防止动脉粥样硬化；所含的镁能预防心脏病。

保养卵巢食谱推荐

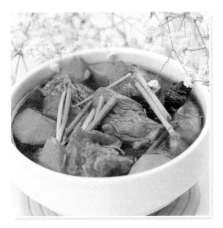
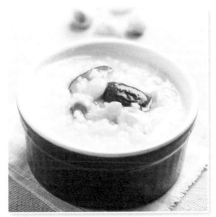
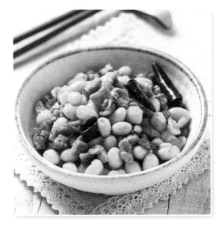

胡萝卜炖牛肉

原料：牛肉200克，胡萝卜150克，酱油、盐、干淀粉、葱段、姜末、料酒各适量。

做法：1.牛肉洗净，切块，用酱油、干淀粉、姜末、料酒腌渍10分钟；胡萝卜洗净，切块。2.油锅烧热，放牛肉翻炒，加适量清水，大火烧沸，转中火炖至六成熟，加入胡萝卜，炖煮至熟，加盐调味，撒上葱段即可。

营养功效：胡萝卜有利于人体生成维生素A，牛肉中的油脂还有利于胡萝卜中的维生素E得到良好吸收，有利于卵巢保养。

百合莲子红枣粥

原料：百合干10克，莲子30克，大米100克，红枣、冰糖各适量。

做法：1.百合干、红枣洗净，浸泡30分钟；莲子浸泡后去莲心；大米淘洗干净备用。2.锅中加适量水烧开，将大米放入锅中煮开；再加入泡好的百合、莲子、红枣，小火熬煮至黏稠；最后加适量冰糖调味即可。

营养功效：百合粥有清热去火、滋阴养肺的功效，可以帮助女性保养卵巢，延迟衰老，搭配红枣还可以起到益气养颜的作用。

大豆炒肉

原料：水发大豆100克，猪瘦肉50克，盐、生姜、干红辣椒各适量。

做法：1.大豆洗净；猪瘦肉洗净，切片；生姜洗净，切小片；干红辣椒洗净，切段。2.炒锅置火上，锅热后放入适量的油，放入姜片、干红辣椒段爆香；放入猪瘦肉片，煸炒出香味后投入大豆，煸炒至熟，加适量盐调味即可。

营养功效：大豆中含有植物性雌激素，可以调节内分泌，改善雌激素不足，起到保养卵巢的作用；猪瘦肉可以补充优质蛋白。

保养子宫从暖宫开始

中医上讲，百病起于寒，宫寒在妇科病及妇科不孕症中占一半以上，典型症状主要为发胖、月经异常、下腹寒冷作痛。同时，子宫温度偏低，也不适合胎宝宝生长，即使怀孕也容易流产。所以，女性在准备怀孕前先调理子宫环境是很有必要的。

暖宫——中医调理宫寒的原则

中医治疗宫寒的原则比较明确，就是暖宫。临床上常用于治疗宫寒的中成药有艾附暖宫丸、调经促孕丸、天紫红女金胶囊、鹿胎膏等。在日常生活中，有宫寒的女性不要经常吹空调，也不要用冷水洗头洗澡。在中医养生传统中，女性体质属阴，所以不要贪凉，不要吃生冷的食物，平时可以多吃些温补的食物，如桂圆、荔枝、羊肉等。还要让身体动起来，不仅能补阳气，还能让血脉畅通，防止阴寒阻滞在体内。

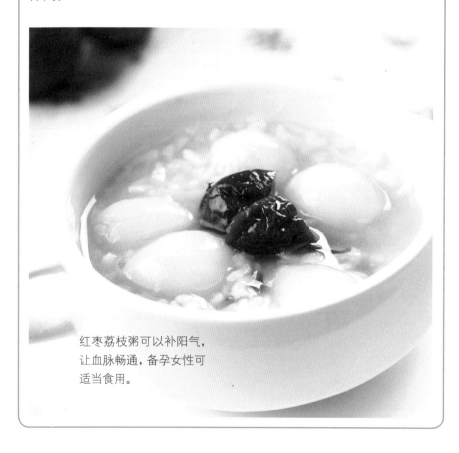

红枣荔枝粥可以补阳气，让血脉畅通，备孕女性可适当食用。

不必要的人工流产要避免

人工流产手术对子宫有一定的损伤，若是多次反复手术则易导致宫颈粘连、宫腔粘连、慢性盆腔炎、月经失调，继发不孕等问题。人工流产次数过多会损害卵巢，引起内分泌失调，甚至会导致不孕。所以在没有怀孕计划时就要做好避孕措施，尽量避免人工流产对子宫的伤害。若是因为特殊原因，必须进行人工流产，一定要去正规医院以确保手术安全，同时注意休息，使子宫恢复健康。

定期做妇科检查

子宫对生育来说极为重要，但也是许多妇科病的发源地，如子宫肌瘤、宫颈癌、慢性宫颈炎、子宫内膜异位症等。这些疾病都对怀孕有着严重的影响，所以要早发现、早治疗。一般情况下，已婚女性可以定期到正规医院进行妇科检查。

此外还要养成良好的卫生习惯。女性应注意保持外阴清洁，若无白带异常、阴道感染等情况，不要随意使用各种冲洗液，以免破坏阴道本身的自净系统，引起细菌滋生。另外，也需要夫妻双方在性生活时注意卫生，避免引发宫颈感染。

调理宫寒的方法

宫寒的女性在日常生活中要学会调理，尤其是备孕女性更要调理宫寒，才有助于成功受孕。改善宫寒并不难，备孕女性可以多做一些舒缓的运动，如慢跑、快走等；饮食方面也要注意，保证均衡饮食，不吃生冷的食物。

快步走可防宫寒

宫寒的女性大都偏于安静沉稳，运动过多时容易感觉疲劳。其实"动则生阳"，寒性体质者特别需要通过运动来改善体质。快步走是最简便的办法，尤其是在鹅卵石路上行走，能刺激足底的经络和穴位，可以疏通经脉、调畅气血、改善血液循环，使全身温暖。

饮食调理

宫寒的女性切记不要吃生冷的食物，即使在炎热的夏天，也不要吃过多的冷饮、寒性瓜果等寒凉之物，从冰箱里拿出来的食物最好放置一段时间再吃。平时应多吃一些补气养血的食物，如核桃、红枣、花生等。

饮食调宫寒

备孕关键词

1 调理宫寒
子宫温度过低不利于孕育宝宝，备孕女性需及时调理宫寒，如果症状很严重需去医院诊治。

2 不要做人工流产
人工流产易导致子宫内膜创伤，对女性身体伤害很大。如果暂时不打算要宝宝需做好避孕措施。

3 适当运动
备孕女性不宜做强度过大的运动，可以常做一些舒缓的运动，如慢跑、快走、瑜伽等。

暖宫羹汤推荐

女性宫寒可以从饮食方面调理，下面三道羹汤可以补气养血，起到改善宫寒的作用，备孕女性可以适当多吃一些。

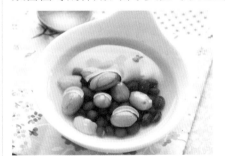

花生红豆汤：含有多种维生素、优质蛋白质及多种矿物质，还含有大量的铁质，能行气补血、缓解宫寒。

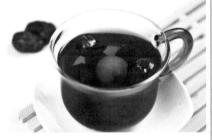

桂圆红枣茶：可补气安神，红枣对促进血液循环很有帮助。红枣与桂圆共用具有极佳的补血养气效果，有利于调理女性宫寒。

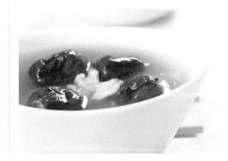

阿胶桃仁红枣羹：阿胶和红枣都能很好地补血、驱寒，女性生理期饮用有利于缓解不适症状，对于宫寒女性很有好处。

月经不调、痛经，不是怀孕难题

许多女性都面临着月经不调或痛经的困扰，有人会担心这会导致无法顺利怀孕。其实月经不调和痛经都是妇科常见病，只要找到病因及时调理，是不会影响怀孕的。

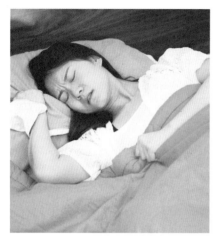

备孕女性在备孕期间要重视月经不调问题，各种炎症也要治愈后再受孕。

搞定月经不调，"孕气" 自然来

月经不调是一种妇科常见病，月经周期或出血量异常，或是月经前、经期时腹痛等都属于月经失调。月经正常与否是女性内分泌系统和生殖系统功能是否正常的表现，备孕时调理月经不调，更容易有好孕。

月经不调可能影响受孕

月经周期的长短因人而异，从 21~36 天不等，平均约为 28 天，这也是我们常说的正常周期。有些人的月经周期异于这个参考值，或长或短，但是每次都很规律。有这种情况的需要先查一下生殖内分泌激素，如果内分泌激素是正常的，那么排卵就是正常的。所以只要月经周期规律，不必担心周期过长或过短，排卵正常，一般不会影响受孕。但是月经不规律会影响受孕。有些女性月经不规律，或者本来规律现在不规律了，有时 3 个月或更长时间来 1 次，有时 1 个月来 1 次，或者突然 1 个月来 2 次。这种情况肯定是有问题的，一定要去医院做全面的检查和治疗，尽早进行调理。

月经不调要及时调理

月经不规律会影响受孕，所以月经不调在孕前就应该调理好。除了到医院请医生诊断和治疗外，生活上应该避免熬夜、过度劳累，作息要规律；经期勿冒雨涉水，避免小腹受寒；多吃含有铁和滋补性的食物；调整自己的心态，保持情绪平和。一般来说，只要改善了生活方式，月经就慢慢恢复正常了。

女性经期宜忌

宜做	不宜做
宜尽早调理月经不调：月经不调会影响排卵，对受孕极为不利，备孕女性要重视月经不调，及时进行调理。	不宜剧烈运动：女性来月经时要以静养为主，不要进行强度很大的运动，可以做些舒缓的锻炼。
宜补铁：女性月经期间失血较多，容易体虚乏力，应注意补充铁元素，可以改善贫血，补气养血。	不宜随意吃止痛药：痛经时不要随意吃止痛药，以免伤害卵巢。应注意保暖，可以喝些红糖姜水。
宜保暖：宫寒会导致痛经或月经不调，女性经期要注意保暖，避免小腹受寒，可以做做腹部瑜伽。	不宜过度劳累：经期要调节工作和生活节奏，注意休息，劳累过度有伤身体。

孕前要调养好痛经

要知道自己是哪种类型的痛经

痛经分为原发性痛经和继发性痛经。原发性痛经指生殖器官无器质性病变的痛经，90%以上的痛经都是这种类型。继发性痛经指由盆腔器质性疾病引起的痛经。要知道自己是哪种类型的痛经，才能有针对性地调养。

原发性痛经不影响受孕

原发性痛经与子宫内膜分泌的前列腺素有关。女性经过妊娠，前列腺素释放逐渐减少，原发性痛经的程度会越来越轻。患有原发性痛经的女性在日常生活中要注意卫生及保暖，少吃寒性食物，刺激性食物也尽量不要食用，如麻辣火锅等，这样能减轻疼痛的程度。

继发性痛经要及时治疗

出现继发性痛经，一定要及时去医院查明原因，听从医生建议对症治疗。从根本上治疗引起痛经的疾病，只要能坚持，根治继发性痛经也是有可能的。

经期穿紧身内衣易导致不孕

有些女性在月经期间喜爱穿紧身衣，主要是为了避免侧漏的尴尬。其实这是很不科学的，经常穿着紧身的内衣可能会造成子宫内膜异位症。子宫内膜异位症是目前发病率非常高的一种疾病，发生这种病的主要原因之一就是经血逆流到腹腔引起子宫内膜异位，从而引起不孕。

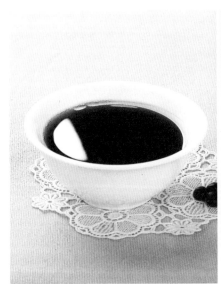

喝红糖水
女性经期喝红糖水可以暖宫祛寒，可以帮助缓解痛经。

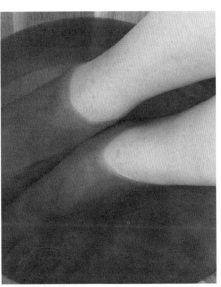

用中药泡脚
艾叶、肉桂、花椒煮水，用以浸泡双脚，具有温肾散寒、温经通络之功。

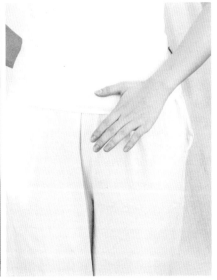

腹部按摩
经期常按摩腹部可以促进子宫的血液循环，活血通络，可缓解痛经。

多囊卵巢综合征，也能怀孕

多囊卵巢综合征是育龄女性最常见的内分泌疾病之一，医院里经常有因为这个疾病而不孕的夫妻去诊治。对于多囊卵巢综合征，一定要做到"斩草又除根"，然后再考虑怀孕的事。

多囊卵巢综合征的影响

多囊卵巢综合征（PCOS）是育龄女性常见的内分泌疾病。如果 B 超提示卵巢有多囊样改变，性激素报告中 LH/FSH[①] 值大于 3，同时出现月经不调或闭经的现象，要考虑是不是患了多囊卵巢综合征。

不可忽视多囊卵巢综合征的危害

多囊卵巢综合征是排卵障碍中最常见的病症，是卵泡在卵巢中无法发育成熟，卵巢皮质内残留大量小卵泡的一种症状。多囊卵巢综合征对女性的危害不只局限于对生殖功能的影响，还会使子宫内膜癌发病率增加，还可导致患者糖、脂代谢异常，使得代谢综合征、2 型糖尿病、心血管疾病的风险增加。多囊卵巢综合征患者的肥胖、胰岛素抵抗、高雄激素血症等是导致代谢异常的重要致病因素。

注：① LH 指黄体生成素，FSH 指卵泡刺激素。

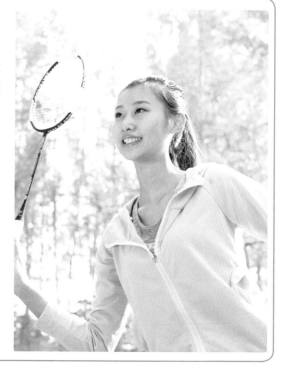

多囊卵巢综合征会遗传给下一代吗

患有多囊卵巢综合征的女性不易怀孕，如果通过一些技术手段怀上了，也很容易发生胚胎停育、流产等危险情况。即使生下了宝宝，也很可能会遗传给女宝宝。患有多囊卵巢综合征的女性首先要明确自己的目标：治好多囊卵巢综合征，怀上一个健康的宝宝，实现母婴健康。

多囊卵巢综合征的具体表现

月经失调：这是多囊卵巢综合征的主要症状。常表现为月经周期长或闭经，闭经前常有月经量过少或月经周期长症状。也可表现为不规则的子宫出血，月经周期、月经期或月经量不规律。

不孕：指因为排卵障碍导致的不孕。

多毛和顽固性痤疮：出现不同程度多毛，以性毛为主，阴毛浓密且呈男性型倾向，延及肛周、腹股沟或腹中线，也有上唇细须或乳晕周围有长毛出现等。

肥胖：患有多囊卵巢综合征的女性有 50% 以上属于肥胖者，且常呈腹部肥胖型。

黑棘皮症：阴唇、颈背部、腋下、乳房下和腹股沟等处皮肤皱褶部位出现灰褐色色素沉着，呈对称性，皮肤增厚，质地柔软。

多囊卵巢综合征的治疗

多囊卵巢综合征的治疗并不难，轻度患者适量吃些促排卵药物就可以缓解症状，病情较严重的也不要着急，要积极配合医生进行治疗。日常生活中要调整饮食并加强锻炼，控制好体重不超标。

医学手段治疗

对于多囊卵巢综合征的治疗，一般是通过促排卵药物促使卵巢排卵，这对轻度患者非常有效，但是，如果药物治疗 3~6 个月仍然没有效果，就需要及时改变治疗方法。如果病情非常严重，可以采用腹腔镜下卵巢打孔手术等方式。

治疗多囊卵巢综合征的关键是减轻体重

半数以上患有多囊卵巢综合征的女性是肥胖者，减轻体重对于治疗多囊卵巢综合征至关重要，主要依靠饮食控制和运动。饮食的调整和坚持运动锻炼都是为了确保体重下降并且不反弹，缩小腰围，使身体健康，从而恢复排卵和生育功能。

多囊的日常调理

备孕关键词

1 多囊卵巢综合征需及时治疗
女性一旦发现患有多囊卵巢综合征就要及时治疗，这样才有利于备孕，不能拖延不就医。

2 饮食宜清淡
患有多囊卵巢综合征的女性要注意调整饮食，饮食宜少油低脂，不可吃得过多。

3 多做运动
坚持锻炼对减缓多囊卵巢综合征症状十分有益，应每天进行一些舒缓的运动，有利于身体恢复。

改善生活方式调理多囊卵巢综合征

患有多囊卵巢综合征的女性要注意改善生活方式，调整饮食，不要吃油脂含量过高的食物，还要养成天天锻炼的习惯，做好体重管理。

少吃甜点：甜点中含有太多的糖分和脂肪，经常吃易导致体重超标，影响新陈代谢。

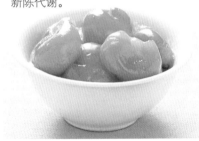

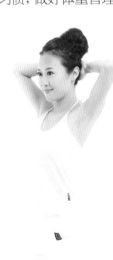

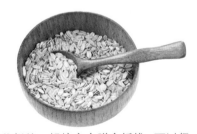

吃些粗粮：粗粮富含膳食纤维，可以促进肠道蠕动，加速人体代谢，有利于脂肪的分解和排出。

坚持锻炼：每天坚持做有氧运动，如慢跑、游泳等，要注意运动量，不能太过劳累，以免引起其他不适。

胚胎停育不要怕

胚胎停育即胚胎停止发育，是很正常的现象，只要找到原因并及时治疗调养，并不会影响下次的怀孕。

了解胚胎停育的症状和原因

备孕女性应了解胚胎停育的症状及其原因，以早做预防，在发生胚胎停育时也能够及早发现和及时诊治。

胚胎停育的症状

如果发生胚胎停育，孕妈妈的一切妊娠反应都会逐步消失。首先是恶心、呕吐等早孕反应逐渐减轻，乳房发胀的感觉也会随之减弱。然后阴道会有出血，常为暗红色血性白带。最后还可能出现下腹疼痛，排出胚胎。上述表现因人而异，有的甚至一点迹象都没有，就直接出现腹痛，然后流产，或胚胎停育后无症状，只有通过常规 B 超检查发现。

胚胎停育的原因

胚胎停育的原因比较复杂，多种病因都可以引起胚胎停育，一旦发生胚胎停育应及时查找病因。

子宫里的内环境和子宫整体的环境都有可能对胚胎有影响。内环境就是子宫内膜，如果太薄或者太厚都会影响受精卵着床。另外，如果染色体异常也会导致胚胎不发育。

内分泌失调也不利于胚胎发育。胚胎着床及继续发育依赖于复杂的内分泌系统彼此协调，任何一个环节失常，都可致流产。备孕女性平时要养成良好的生活和饮食习惯，避免内分泌失调的情况出现。

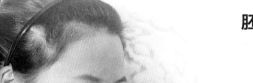

胚胎停育后再怀孕的孕妈妈，最好在怀孕 50 天后就到医院检查，确认怀孕的天数以及胚胎是否发育正常。

胚胎停育调养宜忌

宜做	不宜做
宜改善生活方式：发生胚胎停育后要及时调整生活方式，放慢节奏，注意休息，保证足够的睡眠，适当补充营养。	不宜担心无法再孕：胚胎停育是一种常见的现象，只要身体健康，备孕女性不必担心无法再次怀孕。
宜做好身体检查：胚胎停育后要去医院进行全面检查，找到胚胎停育的原因并及时对症进行调养。	不宜长时间蒸桑拿、泡温泉：高温的环境不利于生殖健康，人多也容易滋生细菌。
宜心态平和：对于胚胎自身有问题而导致胎停的，孕妈妈不要过于强求，这是优胜劣汰的结果，应顺其自然。	再孕不宜着急：胚胎停育后要等女性身体调养好后再考虑要宝宝，不可操之过急。

预防胚胎停育的方法

改善生殖道环境

近年来许多研究表明，生殖道支原体感染与胚胎停育有关，胚胎停止发育的女性，子宫颈分泌物支原体感染阳性率明显高于正常女性。备孕女性要注意自身卫生，每天用清水清洗外阴，内衣裤时常换洗，尽量不去公共浴池洗澡。

远离有害环境

X射线、微波、噪声、超声、高温等物理因素；不良生活习惯如吸烟、酗酒、常喝咖啡等均有可能导致早期胚胎停育。备孕女性要远离有害环境，避免伤害胎宝宝。

释放工作压力

在胚胎停育的人群中，有相当一部分是白领一族，特别是大龄的白领一族。现代女性压力大，容易造成精神紧张、内分泌失调，出现如黄体功能不足等不利于早期胚胎着床和发育的问题。怀孕前后一定要调整好心态，不能太劳累。工作之余多注意休息，不要给自己太大压力，才能轻松愉快地生育。

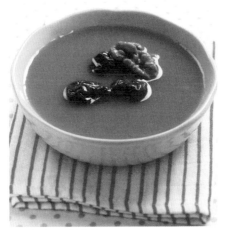

适当吃阿胶补血
阿胶具有补血的功效，是女性养颜美容、调理身体的好食物，还能和红枣、银耳等搭配煮汤。

做好再孕准备

有过胚胎停育的女性想要再孕要注意改变不良的生活方式，尽量在家吃饭，不乱吃东西，避免高油脂；多喝白开水，少饮用饮料和冷饮，尤其是碳酸饮料；不可以泡温泉、蒸桑拿，这对生殖环境不利。备孕夫妻要做一次全面检查，检查黄体功能、TORCH和肾脾功能，要把检查的重心放在精子和卵子上面。此外还要做好心理准备，千万不要抱着侥幸的心理随便试孕，要调节好自己的心态，多运动，培养乐观的精神；发现问题不要盲目悲观，要配合医生积极治疗。

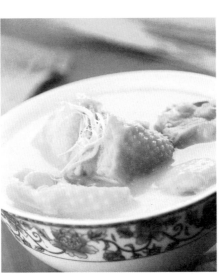

鸡汤营养价值高
用老母鸡煲汤，可以补充元气，让身体迅速恢复到正常的状态。

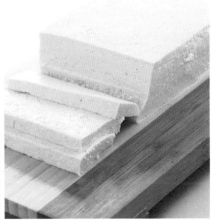

常吃豆制品
豆制品中富含优质蛋白和矿物质，可以为备孕女性补充营养和能量。

甲亢、甲减、"三高"，都不是好孕的"拦路虎"

甲状腺激素的水平对人体内分泌有重大影响，甲状腺功能亢进或减退都会影响备孕，但也无须过度担忧，备孕女性只要听取医生的指导，在怀孕期注意孕期检查，想生下健康宝宝绝不难。"三高"是高血压、高血糖和高血脂的简称，是心脑血管疾病的发病根源，严重危害现代人的健康。备孕女性患有"三高"也不用焦虑，只要积极治疗，在病情稳定的情况下怀孕，同时注意在孕期做好定期检查，怀孕也不是难事。

孕前必须做甲状腺检查

孕前做甲状腺功能测定非常重要。甲状腺功能亢进症（甲亢）和甲状腺功能减退症（甲减）都可以造成不孕不育，甲减还会使后代智商下降。因此，即使孕前和备孕时没有甲减，家里也没有甲状腺疾病患者，也要进行甲状腺疾病的筛查。因为孕前甲状腺功能正常的隐匿性甲状腺疾病患者，会在怀孕后变成明显甲减或甲亢。目前，许多城市的计生部门已经开展了孕前甲状腺疾病的筛查。

甲状腺激素减少或者增多同样可以影响精子质量，从而造成男性不育症。甲减、亚临床甲减和甲亢的男性，精子成活率、A级精子数量、精子活动能力、

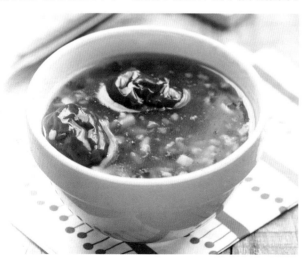

精子畸形率、液化时间等各项指标均可能异常，严重时可造成无精症。所以，孕前甲状腺检查不只备孕女性要做，男性也一定要做。

得了甲亢或甲减还能怀孕吗

许多女性可能在患病之初了解过，甲状腺疾病会影响怀孕，导致各种不良的后果，如流产、早产、胎儿畸形等，因此就非常害怕，担心不能生下健康宝宝。难道得了甲亢或甲减就不能怀上健康的宝宝了吗？

答案是当然可以。甲亢是甲状腺功能亢进的简称，是由多种原因引起的甲状腺激素分泌过多所导致的一组常见内分泌疾病。而甲减即甲状腺功能减退症，是甲状腺激素缺乏引起的疾病。不管是甲亢还是甲减，只要通过治疗使甲状腺激素保持在正常水平即可怀孕，备孕女性要有信心。

甲亢与甲减的症状

甲亢会引起人体代谢过强，会出现心慌、多食易饥并伴有明显消瘦、怕热多汗、一日内大便数次、乏力、手足发抖、眼睛发胀、眼球突出等症状，女性多伴有月经异常。

甲减会导致人体代谢过低，出现水肿、怕冷、嗜睡、不想吃饭、便秘等症状。

甲减女性怀孕放轻松

甲减女性在备孕期间需要特别注意的一些事项：

1. 孕前检查指标稳定。有的女性是在怀孕前就已经确诊为甲减，并持续在服药，一般医生会建议女性在血清游离三碘甲腺原氨酸（FT$_3$）、游离甲状腺素（FT$_4$）正常且促甲状腺激素低于2.5毫国际单位/升的情况下进行备孕。备孕期间及孕期一般会继续服用药物左甲状腺素钠片（优甲乐）来调整甲状腺激素水平。这种药对胎儿基本不会有不利影响，可以持续服用，但一定要在医生指导下服用。

2. 孕前饮食听指导。由于甲减有多种病因，所以饮食上要咨询医生的建议。一般要注意少吃高脂肪类食物和易引起甲状腺肿的食物，多吃补血、高钙食品。是否需要补碘或多食用含碘食物需要咨询内分泌科医生的建议，切勿自行补充。

3. 定期复查。甲减的女性应按时定期复查甲状腺功能。需要指出的是，有些女性可能孕前并未查出甲减，但怀孕后因为机体甲状腺素不能满足自身和胎儿的需要而出现甲减或亚临床型甲减，此

时需要在医生诊断后，由医生指导尽快用药，调整体内甲状腺激素水平，以免影响胎儿的甲状腺发育。

4. 保持心情愉悦。有些甲减患者情绪容易低落、抑郁，其实患者应该保持心情愉悦，这样有助于缓解疾病。

甲亢女性想怀孕，这么做

甲亢女性在备孕期间需要特别注意的一些事项：

1. 孕前检查要仔细。患有甲亢正在治疗的女性或者是有甲亢病史的女性应该在孕前检查时注意检查甲状腺功能指标是否正常，一般只有指标正常了，医生才会建议怀孕。

2. 药物更换要及时。临床上治疗甲亢一般有手术、放射性治疗、口服药物治疗三种，其中应用较广的药物治疗主要使用甲巯咪唑和丙硫氧嘧啶两种药物。如果甲亢女性准备怀孕，医生一般会建议服用丙硫氧嘧啶，因为这种药的胎盘通过率相对较低，怀孕后对胎儿影响小。若是在服用甲巯咪唑治疗阶段意外怀孕，需要尽快调换成丙硫氧嘧啶，并检测甲状腺功能指标。若是怀孕后才发现的甲亢，

则要咨询医生的治疗建议，是否服药和服用什么药物都要听医生的指导。

3. 低碘饮食需保持。一般甲亢患者在治疗期间都会遵照医嘱保持低碘饮食，也就是食用无碘盐，忌食海产品及其他含碘食物。在备孕阶段，普通女性可能会增加碘的摄入，但是甲亢女性一般建议继续保持低碘饮食。

4. 甲状腺功能检查要持续。在备孕阶段要注意持续检测甲状腺功能各项指标是否正常，出现异常需要按医生指导调整药物或药量，切勿自己调整药量或擅自停药。只要按时检查，监测身体各项指标，怀孕就不是难事。

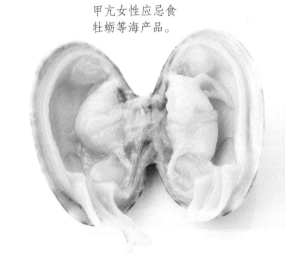

甲亢女性应忌食牡蛎等海产品。

高血压，控制好就能怀上

女性平时血压在 140/90 毫米汞柱或以上就是患有高血压。女性怀孕前，首先要经医生检查血压高的原因，排除由于肾脏病或内分泌疾病所引起的高血压。只要是没有明显血管病变的早期高血压患者，一般都允许怀孕。

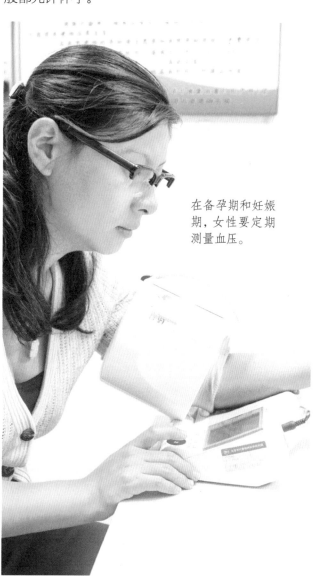

在备孕期和妊娠期，女性要定期测量血压。

高血压女性备孕四大要点

1. 孕前控制血压很关键。孕前患有高血压的女性怀孕后易患妊娠高血压疾病，且症状严重，多见于年龄较大产妇。妊娠期高血压疾病会导致蛋白尿及明显水肿，常出现一些并发症，如心力衰竭、肾衰竭等，容易导致早产、流产、宫内胎儿发育迟缓等。所以在孕前就要把血压控制在正常范围内，备孕女性可以告诉医生自己打算怀孕，医生会将药物调整为适合备孕女性使用的种类。

2. 通过运动、饮食、调整心情来控制血压。在血压不是很高的情况下，注意通过适量运动、低盐饮食、调节情绪的方式来控制血压，避免过度劳累、睡眠不足。

3. 慎重吃降压药。在备孕期间，若是血压控制得好，能够停服降压药，自然最好。若是必须用药，一定要听医生的建议，使用适合备孕女性服用的副作用小的药物。

4. 定期测量血压。在备孕期和妊娠期，女性要定期测量血压，若情况严重，应及时就医。保证每周至少测量血压 2 次。现在许多家庭会购置血压监测仪，这样可以方便自己随时测量。 需要注意的是，许多女性去医院测量血压总会比在家中测量的高，其实很有可能是心理紧张造成的，所以在医院测量时要注意放松心情。怀孕后更要注意监测血压，一般妊娠高血压疾病出现得越早，风险越高。

糖尿病，可以怀上健康宝宝

1. 树立信心。在夫妻双方都有糖尿病的情况下，遗传率为5%~10%。所以即便患有糖尿病，女性也要有充分信心，相信自己能够生下健康宝宝。

2. 孕前控制糖尿病。糖尿病一般在孕早期(怀孕的前3个月)对孕妈妈及胎儿影响较大，所以多数医生建议至少在糖尿病得到良好控制3个月之后再怀孕。同时，最好保持肾脏和血压水平都较好。

3. 适当控制饮食。摄入热量要适宜，避免摄入过多的糖分，含糖量较高的水果也要慎重食用，如香蕉、西瓜、芒果。同时要保证维生素、钙和铁的摄入。

4. 降糖药换成胰岛素。目前常用的降糖药可通过胎盘进入胎儿体内，对胎儿影响较大，所以建议想要怀孕的女性选择胰岛素治疗。如果在口服降糖药期间意外怀孕，一定要及时更换药物，并检查胎儿是否受到影响。

5. 密切监测血糖。本身患有糖尿病的女性在妊娠期并发妊娠高血压的概率增大，所以应该在备孕期及孕期都及时监测血糖浓度，在医生的指导下服药。

高脂血症，怀孕没那么可怕

1. 了解高脂血症对怀孕的影响，但别自己吓自己。高脂血症的孕妇发生妊娠糖尿病和妊娠糖耐量降低的概率增高，且高脂血症的产妇出现羊水过多、胎儿宫内窘迫的概率也明显增高。但是，千万别吓坏了，这只是说你与健康孕妇相比，某些妊娠期并发症出现的可能性增大，但不一定就会出现那么多并发症。许多患有高脂血症的女性都生下了健康的宝宝，所以要对自己有信心。

2. 产前检查做仔细。建议患有高脂血症的女性孕前做详细的产前检查，如肝功能、体重指数评价等，医生会根据检查结果指导患者饮食和运动。经过治疗和调理后，可在医生指导下怀孕。另外，有高脂血症病史的女性在产检时应和医生沟通，必要时检测血脂情况。

3. 饮食控制很关键。尽量避免高胆固醇饮食，增大运动消耗，大多数人都能停药后再怀孕。

患有高血压、糖尿病、高脂血症女性要在医生的知道下备孕，如有需要也要听从医生的建议服药、换药。

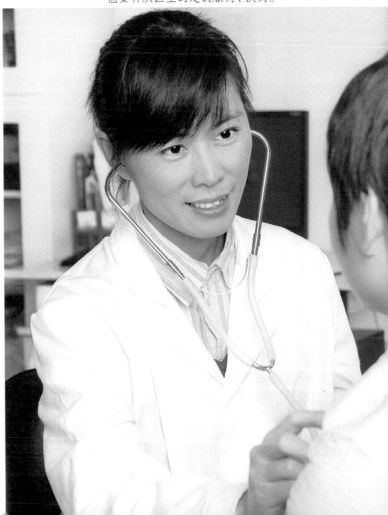

壮壮的精子，是爸爸送给宝贝的礼物

对于男性而言，精子的数量、质量和活力是优生的关键。备育男性要注意提高精子质量，改善对精子造成伤害的行为，为优生优育做好准备。

自我检测精液质量

男性在不同的状态下，精液所含精子的质量会有所不同。平时，男性可以自我检测一下精液的状态，如果怀疑自己的精液有问题，应及时到医院去检查。

检测精子质量的方法

观察精液量：一般男性一次射精的精液量在 2 毫升以上。如果少于 2 毫升，则不利于精子进入女性宫颈口。如果超过 7 毫升就太多了，使精子密度降低，而且容易从阴道中流出。

观察精液颜色：正常精液的颜色是灰白色或略带黄色，如果是黄绿色，就提示生殖器官存在炎症；若为红色，则可能是血性精液，常见于感染。

观察黏稠度：正常精液射出后，在精囊凝固酶的作用下变为胶冻状，经 3~30 分钟在前列腺液化酶的作用下变为液体；用玻璃棒接触已经液化的精液，轻轻提起，精液丝的长度应该小于 2 厘米。

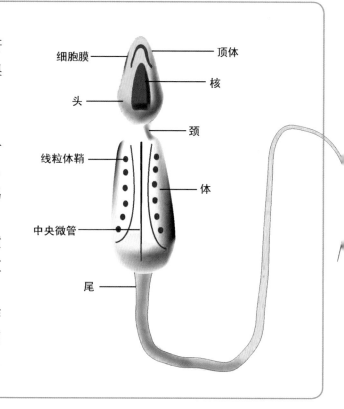

细胞膜
顶体
核
头
颈
线粒体鞘
体
中央微管
尾

预防精索静脉曲张

精索静脉曲张是指精索里的静脉因回流受阻，而出现的盘曲扩张。精索静脉曲张会导致局部温度升高、缺氧、pH 改变、毒性物质滞留，导致精子数量减少，精子活动能力下降和畸形精子比例的升高，从而降低男性的生育能力，导致男性不育。还有一些人会出现性功能障碍。

为避免出现精索静脉曲张，备孕男性应注意避免长久站立；注意休息，生活要有规律；禁烟酒，忌刺激性食物，多饮水，多吃新鲜蔬菜、水果；注意会阴部的清洁卫生，防止逆行感染。

男性不宜过分延长射精时间

很多男性在进行夫妻生活的时候，都会刻意延长射精时间，以便提高性生活的质量。实际上，长期这样做会导致生殖器官损伤，进而诱发不育症。刻意延时射精易导致精液逆行，可引起膀胱炎、前列腺炎等疾病，还可能会在排尿时有明显的精液排出。强忍不射精会导致生殖器官过分充血，进而导致神经系统障碍，使男性不能全身心地投入到性的享受中，时间长了，会使男性性欲降低，并容易诱发性功能障碍。

治好前列腺炎，"好孕"快快来

前列腺炎有尿频、尿急、尿痛、尿不尽和尿滴白等症状，如果不进行及时的治疗，可能会引起男性的性功能障碍，还会影响精子的正常功能，间接地导致男性不育，给男性的生活和家庭带来诸多的困扰。

前列腺炎的调理

如果患了急性前列腺炎，应卧床休息三四天，大量饮水，忌饮酒和食用刺激性食物。可热水坐浴或会阴部热敷，并保持大便通畅。患病期禁止性生活。慢性前列腺炎治疗周期稍微长些，需要 2 个月左右。

患有前列腺炎需注意饮食

建议多吃清热生津、养阴润肺的食物，如百合、糯米、蜂蜜、花生、山药、银耳、梨、红枣、莲子、甘蔗等食物，也可以多吃芝麻、核桃等滋阴补肾的食物。忌食辛辣食物，如大葱、蒜、辣椒、胡椒等。

调整生活，改善精子质量

备孕关键词

1 平衡膳食

男性饮食要注意品种丰富，多吃蔬菜、水果、鱼类、肉类、蛋类等，特别是含锌较高的食品，如牡蛎等。

2 戒烟、戒酒

烟酒对精子的危害极大，男性计划要孩子需提前半年开始，逐步减少接触烟酒。

3 锻炼身体

适度的运动能够改善身体的综合素质，无形中增加精子的活跃程度。

提高精子质量的方法

精子的好坏关系到将来宝宝的健康，一定要重视。提高精子质量，不需要进补"山珍海味"，调整生活方式，健康生活就可以做到。

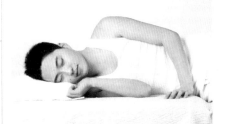

作息规律：休息不充分，睡眠不足容易造成身体疲惫，情绪障碍，内分泌失调，从而影响性功能和精子质量。

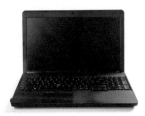

避免伤精的习惯：不要经常泡温泉或洗桑拿浴，不宜穿紧身牛仔裤，笔记本电脑不宜长时间放在大腿上。

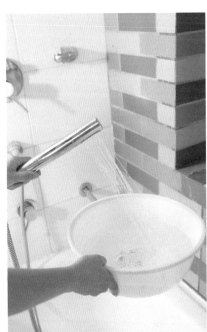

注意卫生：洗澡时注意清洗包皮垢，毛巾等要晾晒，女方感染妇科病时要与男方共同治疗。

> 内痔可根据病情选择治疗方法；外痔无须特殊的治疗，只要保持肛门清洁，避免局部刺激即可。

治疗痔疮需注意肛门清洁

备孕女性有痔疮怎么办？

有痔疮的备孕女性，在怀孕前应积极治疗痔疮。预防和治疗痔疮，要从生活细节做起。合理饮食，少食多餐，避免吃辛辣刺激性食物，精细搭配；注意肛门局部清洁，坚持每天进行温水坐浴，按摩肛周组织 3~5 分钟；避免久坐不起。

不要让小毛病影响怀孕

专家带你少走备孕弯路

人的身体难免出现这样那样的小毛病，一些备孕夫妻非常担心身体状况不佳会导致不孕不育。其实没必要过度担忧，身体有小毛病要及时诊治，配合医生进行调理，只要调养得好，怀孕不是难事。

孕前贫血会影响怀孕吗？

孕前贫血的女性一定要提前治疗，因为孕期持续贫血会并发妊娠高血压疾病，分娩时由于贫血常常发生宫缩乏力，导致产程延长。贫血还会影响胎宝宝的生长发育，所以应积极治疗。若是孕前检查结果为重度贫血，建议治愈后再怀孕。

调节饮食防治贫血

有意识地食用含铁量高的食物：如动物肝脏、蔬菜、肉类、鸡蛋等，紫菜、海带等也含有一定量的铁。

多吃蔬菜，有助于预防贫血。

摄入适量的高蛋白食物：高蛋白食物有利于血红蛋白的合成，常见的食物有鱼类、肉类、禽蛋。

经常食用含维生素 C 丰富的水果和蔬菜：维生素 C 能够提高铁的吸收率，要多食用水果和蔬菜，如番茄、樱桃、橘子、猕猴桃、青椒、芹菜等。

> 女性如果患有贫血，在备孕前就要调养，可通过调节日常饮食进行防治。适当多吃富含铁质、蛋白质和维生素 C 的食物。

多摄入铁和蛋白质利于防治贫血

> 日常饮食中要多吃通便食物，如山药、红薯、南瓜、香蕉和绿叶蔬菜都是很好的润肠通便的食物，可以有效缓解便秘。

补充膳食纤维可缓解便秘

经常便秘不利于怀孕和胎宝宝发育？

很多女性以为便秘是小问题，但如果怀孕后仍然便秘，害处便会很多。长期便秘，肠道毒素堆积，对发育中的胎宝宝影响严重，甚至可导致胎宝宝畸形。费力排便时腹压明显增加，易引起子宫收缩，严重的可导致流产、早产。

孕前要赶跑便秘

备孕女性需重视便秘，及时进行调理。日常生活中适当多吃新鲜蔬菜和水果，以滋润肠道，使粪便湿润易排出；吃一些富含膳食纤维的食物可以促进肠道蠕动，加速代谢，能够有效缓解便秘。还要多进行体育锻炼，使身体得到舒展会全身舒畅，也能起到缓解便秘的作用。如果便秘特别严重则需靠药物治疗。

输卵管堵塞怎么办？

针对输卵管性不孕，临床上主要通过手术方法重建输卵管。若无法使输卵管腔恢复通畅，可行辅助生殖技术助孕。视输卵管堵塞位置选择治疗方法：若堵塞位于间质部或峡部，首选输卵管造影；若伞端粘连伴有包裹性积液，则可选择腹腔镜手术；若伞端粘连伴有宫腔粘连，则可选择宫腹腔镜联合手术。

备育男性患有弱精症怎么调理？

弱精症又称精子活力低下。弱精症常见的原因有精液液化异常、精索静脉曲张、睾丸异常、生殖系统感染。

许多男性在检查精液过程中发现患了弱精症，此时不应该慌乱，而应该听从医生的建议，通过积极的治疗来提升精子的活力。许多患者通过几个疗程的治疗都使精子活力达到了可以受孕的水平，所以男性朋友发现弱精症要及时治疗。

香蕉含有大量的膳食纤维和水溶性的植物纤维，能刺激胃肠液的分泌，可以促进大肠蠕动，有助于缓解便秘。

> 注意调整饮食结构，提高饮食质量，以保证精子的产生备有充足的"原料"；一定要做到不吸烟，不喝酒；加强体育锻炼，增强体质。

治疗弱精症要养成良好的生活习惯

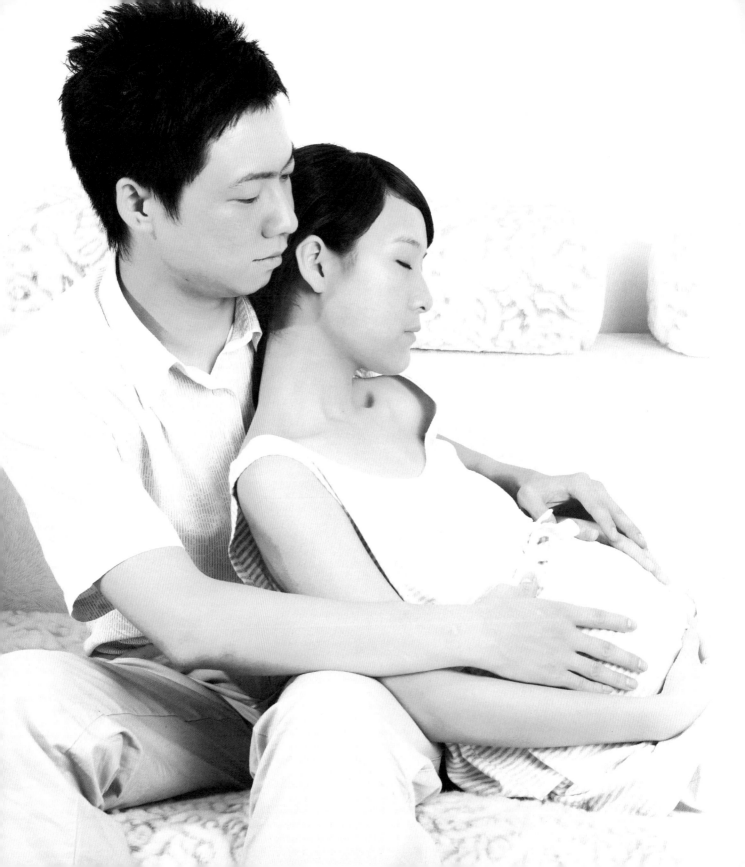

大龄女性、二胎妈妈，
一样轻松备孕

　　有些女性过了生育最佳年龄才开始备孕，这样会不会增加怀孕的困难？
大龄女性备孕时该注意些什么呢？如今已经全面实施二胎政策，有些妈妈
开始计划生二胎了。这类女性尽管已经有了第一胎的经验，但也绝不可掉
以轻心，马虎大意。从某种意义上来讲，依然还是"新手"。这一章将为
大龄女性和二胎妈妈支招献策，希望能帮助女性健康、科学备孕，顺
利怀上健康的宝宝！

大龄女照样能"好孕"上身

生活中常有一些大龄女性担心年龄大了很难怀孕，其实不用过于担心。只要掌握科学备孕方法，做好孕前检查，戒除不良生活习惯，同时放松心情，就一定能怀上健康的宝宝。

决定要宝宝就不要再拖延

随着年龄的增长，工作压力越来越大，而夫妻间的关系又恰恰处于平淡期，性生活缺少激情，数量和质量都有所下降，这些因素都会降低大龄备孕女性怀孕的概率。因此生殖系统没有任何问题的夫妻，在做出要孩子的决定后就不要再拖延下去了，否则身体的组织不断地在老化，卵子的活力也越来越低，直接影响受孕和胚胎的质量。

孕前妇科疾病早治疗

30岁以后，女性妇科疾病发生的概率较大，不仅会影响受孕，在怀孕后也会使自身和胎宝宝的健康受到很大影响。因此，怀孕之前一定要治疗妇科疾病，有些疾病，比如子宫内膜炎和卵巢肿瘤等，需要彻底治愈后再怀孕，不然会和胎宝宝抢夺孕育的"空间"和"土壤"。

月经不调也是大龄备孕女性的一种常见病，会导致女性难以推测排卵期，还会引起痛经及其他妇科炎症。如果置之不理，身体疼痛不说，严重的可能会导致不孕。所以，女性，尤其是大龄女性平时要多多注意调整月经周期，各种炎症也要治愈后再受孕。别太心急，也别紧张，调理好身体，"好孕"自然就会来的。

做好孕前检查，让风险降到最低

大龄备孕女性已经过了最佳生育年龄，身体出现异常的概率比较大，因此更不可忽视孕前检查，保证身体各方面都健康，才能怀上优质宝宝。

检查项目

1. 血常规检查。及早发现贫血等血液系统疾病。备孕女性如果贫血，不仅影响受孕，即便怀上了宝宝，分娩后也容易出现产后出血、产褥感染等并发症，对胎宝宝也有不利影响。

2. 尿常规检查。有助于肾脏疾病早期的诊断。如果将来怀上宝宝，10个月的孕期中，身体的代谢增加会使肾脏的负担加重。所以如果肾脏存在问题，后果会非常严重。

3. 染色体检测。可以及早发现克氏征、特纳氏综合征等基因问题引起的不孕症。

4. 妇科检查。大龄备孕女性患妇科病的概率较大，怀孕前最好到医院做个全面的妇科检查，以免影响受孕。

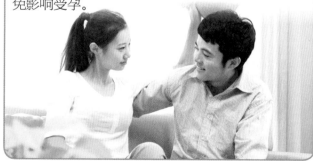

不要小看超重

过了 30 岁，很多女性都容易发胖，超重会增加妊娠并发症概率，也不利于顺利分娩和产后恢复。有意识地保持正常的体重不仅有益于健康，还有益于怀孕。

合理饮食，控制体重

体形偏胖的大龄备孕女性平时要注意少吃高脂肪、高热量的食物。饮食以清淡为主，多吃些水果、蔬菜。少吃糖类、蛋糕、水果派、巧克力、冰激凌等甜食。这些食品含糖量高，营养成分并不多，吃了以后容易发胖。

加强体育锻炼

大龄备孕女性易发胖，除了注意饮食外，还要多运动以保持正常的体重。可以选择快走、慢跑、游泳等运动，强度不宜过大；也可以进行近郊徒步旅行、登山等活动方式；每天练练瑜伽也是不错的选择。重点在于每天坚持锻炼，这样才会有效果。

疏解心理压力

备孕关键词

1 放松心情

即使工作再繁忙，也要保持乐观的精神、愉悦的心情，这可以帮助保养卵巢。

2 健康饮食

少吃不利于健康的垃圾食品，不吸烟喝酒，多吃一些可以帮助女性驻颜美容、保养卵巢的食物。

3 合理运动

坚持进行合理的运动可以使身体更健康，利于备孕。

大龄备孕女性要卸下心理负担

越是急着怀孕，越是怀不上，大龄备孕女性要消除不必要的心理压力，以乐观的心态迎接宝宝的到来。可以记下令人开心的事，和老公出去旅游，多进行室外活动，听音乐放松心情等。

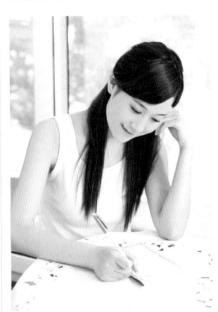

记下开心的事：拿出纸和笔，回忆一天中发生的令人轻松愉快的事，把它记录下来，慢慢心情会变好。

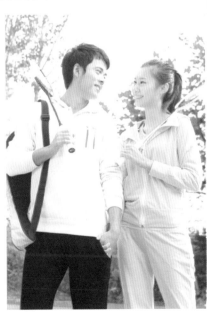

和老公一起运动：可以和老公一起打打羽毛球或是慢跑，可以疏解紧绷的神经。

二胎备孕与一胎真的不一样

许多二胎备孕夫妻认为已经有了生育一胎的经验,再次备孕时直接参考一胎的备孕经验就行了。其实二胎备孕和一胎有很大的差别,要综合考虑备孕夫妻的身体状况、家庭、工作方面的影响及大宝的成长,备孕二胎千万不可掉以轻心。

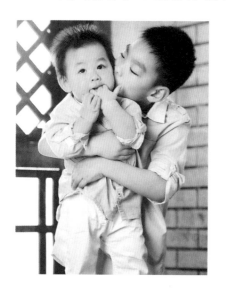

什么时候生二胎

由于受工作、家庭及个人身体的影响,生二胎的计划不能草率实施,否则会影响备孕女性的健康,也会破坏家庭井然有序的生活。

顺产后多久生二胎

一般顺产后1年生二胎比较好,这样也不影响身体的恢复。顺产对身体的伤害相对较小,如果没有侧切,子宫没有伤口,理论上是只要来了月经就可以怀孕了。但是从身体恢复角度来考虑,建议不要过快生二胎,因为身体和子宫都需要一个休息和恢复的过程,再加上头胎宝宝还需要人照顾,包括哺乳、日常护理等。

剖宫产后多久生二胎

第一胎是剖宫产的妈妈,即使在第一次剖宫产过程中没有伤及卵巢、输卵管等组织,一般也要避孕两年以上再考虑怀第二胎。

剖宫产后过早怀孕,会使得子宫瘢痕处拉力过大,有裂开的潜在危险,容易造成大出血。另外,剖宫产术后子宫瘢痕处的内膜局部常有缺损,受精卵在此着床时也不能进行充分的蜕膜化,或原本着床在正常的子宫内膜中,在发育过程中,滋养细胞扩张到蜕膜化不良的子宫内膜部位。因此,剖宫产妈妈最好术后两年再怀孕,不可过早怀孕。

二胎备孕宜忌

宜做	不宜做
宜做好孕前检查:备孕二胎的夫妻双方都要重视孕前检查,发现问题及时治疗调养,保证身体健康更利于受孕。	不宜急于怀二胎:备孕二胎不能着急,要等到备孕女性的身体完全恢复好再准备要二胎。
宜头胎断奶后再怀孕:哺乳妈妈最好选择在头胎断奶后再考虑怀孕,这样既利于身体更好地恢复,也有助于二胎宝宝更好地生长发育。	不宜压力过大:准备生二胎时要放松心情,调整好工作和生活节奏,不可长期处于紧张的精神状态之下。
宜做好心理准备:家里有两个宝宝需要夫妻双方花费更多的精力去照顾和教育,经济上的压力也会增大,备孕夫妻要做好心理准备。	不宜忽视大宝的感受:备孕二胎时要多关心大宝,让他感受到爸爸妈妈会一直爱他。

要考虑两个宝宝之间的年龄差距

两个孩子相差 1~2 岁

两个孩子相差不大，最大的好处就是可以一块儿玩耍，他们是彼此的玩伴，不会孤单。两个孩子在成长的过程中，会相互模仿，共同成长，而不是大宝管理小宝。注意在给孩子添置任何物品的时候，必须要准备两件一模一样的，以避免两个孩子争吵。

两个孩子相差 3 岁左右

两个孩子相差 3 岁左右是最常见的情况。这种情况下，妈妈的身体和精力都已经完全恢复，大宝的自理能力也大大提高，妈妈的精力可以更多地分配在其他地方，选择在这时候生二宝，相对来说是比较合适的。

两个孩子相差 6 岁左右

两个孩子年龄相差比较大，他们的能力和兴趣几乎没有任何交集，有时大宝还会觉得二宝是个"捣蛋鬼"，常常给自己带来麻烦。不过随着两人的感情日益加深，大宝会担负起做哥哥、姐姐的责任，开始逐渐成为妈妈的小帮手，照顾弟弟、妹妹。

别太在意二胎宝宝的性别

作为二胎备孕夫妻，家里自然是已经有一个男孩或女孩了，在备孕阶段自然也会憧憬下一个宝宝会是男孩还是女孩。比较常见的情况是，有些家庭本来已经有男孩了，就想要一个女孩，有些家庭是有了女孩想要男孩。其实想要男孩或女孩都是可以理解的，不过不应该过于强求，更不应该为了生男孩或生女孩盲目吃药，或者听信一些不科学的生男生女"秘籍"。顺其自然迎接宝宝，男孩女孩都是可爱的天使。

大龄女性、二胎妈妈，一样轻松备孕

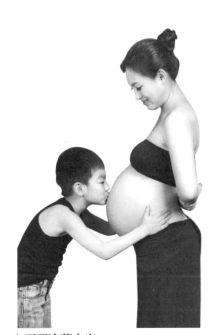

不要冷落大宝

假如成功怀上二胎，也要照顾大宝的心理，尤其不要让大宝感觉自己被冷落了，没有安全感。

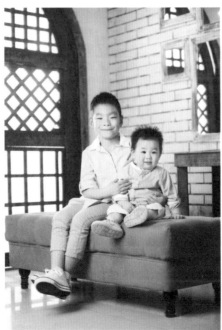

两个宝宝是彼此的伙伴

家里有两个宝宝可以相互陪伴，共同分享成长路上的快乐时光。

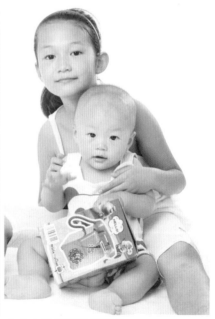

大宝是妈妈的好帮手

要让大宝参与到迎接二胎宝宝的过程中，要相信大宝可以帮忙照顾好二宝。

二胎备孕前要保证身体健康

经历过一次生产，再次怀孕及生产的过程中发生严重不良后果的风险会大大增加。如果你打算生二胎，一定要调养好身体，以最佳身体状态迎接二胎宝宝的到来。

孕前要治好这些疾病

贫血：怀孕前若发现贫血，要找出原因并进行针对性治疗。如果是缺铁造成的贫血，可以通过服用补铁剂或吃含铁丰富的食物来进行调养，在贫血基本被纠正后再怀孕。

高血压：如果有高血压，应该在孕前遵医嘱进行治疗，等自觉症状基本消失，血压也控制在了允许怀孕的水平后，方可怀孕。

肾脏疾病：如果有严重的肾脏疾病，是不宜怀孕的。如果症状轻，并且肾功能正常，那么在经过合理治疗，把水肿、蛋白尿和高血压的情况控制好之后，可以怀孕。

其他疾病也会影响孕育，如心脏病、糖尿病、肝病等，必须经医生评估后再怀孕。

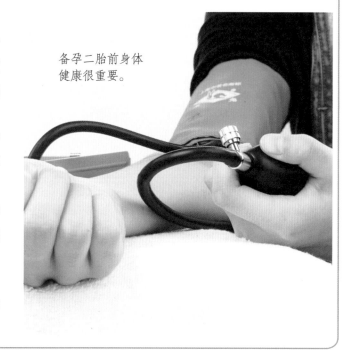

备孕二胎前身体健康很重要。

做好要二胎的思想准备

家有两个宝宝，应该会是什么样子呢？可能许多人会想象，两个宝宝应该是相亲相爱，其乐融融的。可是你知道吗？他们还会争吵、打架，会联起手来和爸爸妈妈作对，会把家里闹个天翻地覆。

所以爸爸妈妈要做好思想准备，练就坚强的神经、持久的耐心。当两个宝宝把家里弄得一团糟的时候，爸爸妈妈要保持淡定，不要情绪崩溃、怒气爆棚；当宝宝哭闹不停、问题不断时，妈妈要保持耐心，给宝宝时间去发泄情绪、解决问题；当宝宝缠着妈妈撒娇或者闷闷不乐时，妈妈要能体察宝宝的感受，帮助宝宝发现问题。

妈妈需做出更大的牺牲

两个宝宝的妈妈几乎很难有自己的时间，即使有长辈帮忙，也会很忙碌，当然这段时间不会持续太久，大概在宝宝三四岁时就会有所改善。除了时间上不自由，形象上的改变也是一个问题。妈妈在怀二宝前，身材可能已经恢复得很好，时不时地还去做美容、烫头发，改善形象。可是怀了二宝后，直到生完很久，妈妈的形象都很难再恢复到原来的样子。因此，备孕二胎的妈妈需要提前将这些问题考虑清楚。

做二宝爸，你准备好了吗

二胎备育男性在迎接二胎的过程中扮演着重要角色，也要做好充分的准备。生活中要多照顾备孕女性的情绪，减轻妻子的压力；家中有两个宝宝意味着男性要承担更多的责任，在家庭生活中多付出精力。

以最好的心态，做最坏的打算

二宝爸要做好面对各种糟糕情况的准备，比如经济、时间、精力方面的压力，比如加倍的辛苦可能会让妈妈的情绪变得更加不稳定，比如原本已经懂事的大宝也开始无理取闹……做好这些准备，爸爸在以后照顾家庭生活的时候才会更淡定。

爸爸需付出更多时间照顾宝宝

相较只有一个宝宝时，爸爸需要更多地照顾宝宝，替妈妈分担照顾宝宝的重担。对于3岁以上的宝宝来说，爸爸似乎更有趣、更会玩、更像一个伙伴一样陪他们玩耍……如果二宝到来时，大宝正处于这个阶段，那么爸爸对大宝的陪伴就是给妈妈很好的支持了。

提高身体素质

备孕关键词

1 调养好身体
备孕二胎的夫妻双方都要确保身体健康，有问题要及时就医治疗，生活中多注意调养。

2 做好思想准备
养育两个宝宝要付出更多的时间和精力，经济上的负担也会加重，备孕夫妻要做好思想准备。

3 多健身
备孕二胎要适当多运动和健身，保证身体健康，提高身体素质。

备孕二胎宜加强健身

备孕二胎的女性年龄稍大，身体远不如没生育宝宝的时候，所以，备孕二胎一定要适当运动和健身，提高身体素质。

胸部训练：能更好地促进产后的体态恢复，提高肺活量，增强摄氧能力以及更好地保持身体姿态。

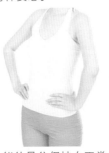

腹部训练：能使骨盆保持在正常的位置，确保胎宝宝的安全，也有助于顺利生产。

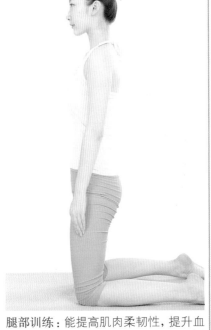

腿部训练：能提高肌肉柔韧性，提升血液回流能力，减缓下肢水肿，从而提高整体身体机能。

把要二胎的决定告诉大宝

排斥要弟弟妹妹的大宝一般都会认为，有了弟弟妹妹，爸爸妈妈就不再爱他了。父母想生二胎，孩子有排他情绪都是正常反应。现在的独生子女从小被"4+2"模式包围，习惯了以自我为中心，所以，准备要二胎时，最好把这个决定告诉大宝，告诉他将会有个弟弟或者妹妹来跟他玩，父母将怀二胎当作一件很高兴、很期待的事情，大宝也会因此受到感染，会对弟弟或妹妹的到来充满期待。

和大宝分享妈妈的怀孕经历

怀孕后，妈妈会出现各种不适，身体也会发生变化，例如孕吐、肚子隆起等，把怀孕期间妈妈身体出现的任何变化都和大宝分享一下，告诉他这是弟弟妹妹已经到来的征兆。妈妈不妨告诉大宝：你也是这样在妈妈肚子里面长大的，而在妈妈肚子里面的弟弟或妹妹，已经想见你了，等再过几个月我们就可以见到他了。同时，让大宝观察妈妈肚子的变化。胎宝宝有胎动时，不妨让大宝俯在妈妈的肚子上，去感受一下新生命的力量。这都是很好的生命和爱的教育。

让大宝参与各项迎接新宝宝的准备

生二胎前最好要让大宝参与给未来的弟弟（妹妹）取名，并让大宝提供自己的想法，可以让大宝帮忙给二宝取个乳名。这是很尊重大宝的方式，而大宝也会因为即将成为哥哥（姐姐）而感到兴奋和充满期待。另外，在日常生活中，如果谈话涉及胎宝宝，最好别叫"宝宝"或想好的名字，而是把胎宝宝称呼为"大宝的乳名的小妹妹（小弟弟）"。

为新生儿准备物品时，可以把大宝穿的衣物整理出来，告诉他：这些以前都是你的，你现在穿太小了，能让给未来的弟弟（妹妹）穿吗？若大宝对某件小衣服舍不得，不妨让他保留着。当然，若爸爸妈妈能动员大宝"割爱"分享出自己最爱的一件玩具就更好了。若是大宝不愿意则不要勉强，避免大宝认为自己喜欢的东西被"抢"走，也防止混淆大宝刚建立的物主权。

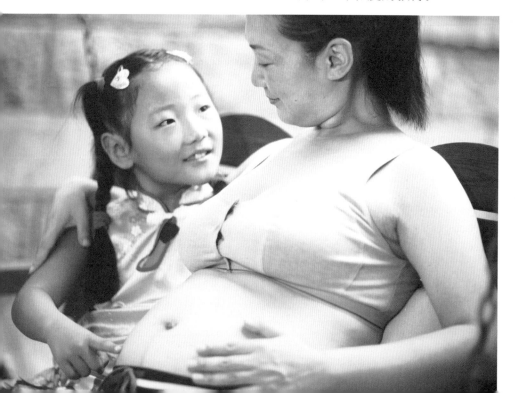

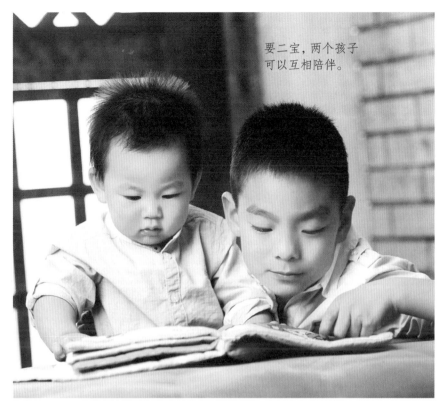

要二宝，两个孩子可以互相陪伴。

用父母的手足之情感染大宝

爸爸妈妈若有兄弟姐妹的话，不妨多和大宝讲兄弟姐妹间的故事，让他期待自己有弟弟妹妹的生活。例如妈妈和妈妈的弟弟小时候一起玩，玩了什么游戏，好开心！爸爸和爸爸的妹妹一起上学一起放学，回家后爸爸给妹妹准备好吃的饭菜，妹妹吃得可香啦！这些小故事中不经意透露出来的手足之情，能让大宝认识到兄弟姐妹之间的爱和欢乐，期待自己也有弟弟（妹妹）。

营造欢迎二胎宝宝的家庭氛围

想要生二胎，家人之间的工作也需要做好。爸爸妈妈应和家中长辈亲人传达生二胎的想法，并请求支持。若是有些亲人不赞同生二胎，则在生二胎前少让大宝接触这些亲人。因为生二胎需要一个良好的家庭氛围，若亲人不停地在大宝耳边说："妈妈再生一个弟弟（妹妹），就不喜欢你了，不要你了！"这样的言语会导致大宝对弟弟（妹妹）产生排斥甚或敌对情绪，

以后多半会争宠吃醋，不利于家庭团结和睦。

生二胎前，家长要给大宝灌输这样的观念："马上就有一个弟弟（妹妹）了，你就变成强大的哥哥（姐姐）啦，可以保护他，不让别人欺负他！""别人家都没有弟弟（妹妹）啊，我们有一个呢，他会像个跟屁虫一样跟在你后面，骄傲地说我有哥哥（姐姐），哥哥（姐姐）最棒！""等有了弟弟（妹妹），你就不会觉得无聊啦，不用总想着去小朋友家玩啦，可以和弟弟（妹妹）一起玩……"这些言语的感染力很强，不仅能让大宝意识到拥有弟弟（妹妹）的好处，还能勾起他作为哥哥（姐姐）的保护欲。

尽可能多陪伴大宝

备孕夫妻在即将迎来二宝的同时，有精力的时候应尽可能多地关心、陪伴大宝，让他感受到，即便家中有了新成员，妈妈和爸爸还是像以前那样爱他。二宝出生前，要提前安排好谁来照顾家中的大宝，以免大宝有失落感。二宝出生后，父母应该一碗水端平，不要让大宝有"爸爸妈妈不喜欢我了"的错觉。

> 备孕二胎要积极调养身体，养护好卵巢，提高精子质量，不可有太大的压力。

放松心态，注重调养

> 大龄女性备孕前要学会调整心态，消除不必要的压力，以乐观的心态迎接宝宝的到来。丈夫也要多陪伴和开导妻子，共同努力备孕。

大龄女性不宜有太大的心理压力

年龄不是怀孕的障碍

专家带你少走备孕弯路

经常有一些女性由于种种原因错过了最佳生育年龄，想要宝宝时年龄已经很大了，还有许多家庭选择要二胎。大龄女性身体状况不如从前，但注意调养也可以轻松怀孕，年龄并不是怀孕的障碍。

女性过了 35 岁就很难怀孕吗？

理论上女性生育能力在 35 岁以后迅速下降，44 岁以后有 87% 的女性已经失去了受孕能力。医学上认为，年龄超过 35 岁怀孕就可以称之为"大龄妊娠"，大龄妊娠发生各种疾病的概率会增加很多。但是，大龄就真的怀不上吗？

大龄绝不是不孕的障碍

相信你身边绝对有大龄女性成功怀孕的例子，所以千万别认为年龄大了就会不孕。怀孕受多方面的影响，本质上是要身体健康，能够排出健康的卵子，受精卵能够在子宫内正常着床，就能怀上。也就是说除了年龄，女性的卵巢功能、子宫环境、生活习惯、压力指数都关系到生育能力。所以大龄备孕女性不必过于纠结年龄问题。

备孕二胎要注意啥？

现在越来越多的家庭选择要二胎，备孕二胎时要注意的事项有很多，备孕夫妻需认真对待。

想要二胎的夫妻一定要等女性身体完全恢复后再备孕，做好孕前检查。在营养方面、生活细节等方面比头胎备孕时更要多加注意，重点是养护好卵巢。加强体育锻炼，保证身体足够健康。还要考虑大宝的感受，协调好两个宝宝的各种事宜。

" 无论是什么状况，妈妈们都不要贸然地自作主张选择分娩方式，要听取医生的建议，根据自身身体情况和胎宝宝的发育情况来选择最恰当的分娩方式。不管是哪种分娩方式都是各有利弊的，孕妈妈要放平心态，不要太过于担心。"

听医生的建议选择分娩方式

第一胎剖宫产，第二胎能顺产吗？

许多妈妈都想知道第一胎剖宫产，第二胎顺产的概率大不大。一般来说，第一胎剖宫产，第二胎是有顺产机会的。如果孕妈妈孕育二胎时没有上次剖宫产的指征，比如胎宝宝宫内窘迫、子宫收缩乏力、胎位不正等情况，那么第二胎是可以顺产的。

以下情况需要选择剖宫产

第一次剖宫产的指征依然存在，如骨盆狭窄、头盆不称、胎位不正、软产道畸形或狭窄等；第二次怀孕时有严重的产科并发症，不适于阴道分娩；第二次怀孕时胎宝宝存在问题；第一次剖宫产的子宫切口愈合不良；第二次怀孕在阴道分娩试产过程中产程进展不顺利。

大龄女性长期不孕可以做试管婴儿吗？

年龄是影响成功受孕的重要因素。随着女性年龄增长，卵子数量减少、质量下降，导致受精率下降，流产率增高，如果长期无法怀孕，可以尝试试管婴儿。现在一般可以进行试管婴儿手术的医院，都是从夫妻双方身上取卵子和精子，不能用其他人的卵子和精子。男女双方必须是夫妻，有生育指标，才可以做手术。

年龄大了流产后还能怀孕吗？

即使大龄女性发生流产也不要惊慌失措，只要身体健康，卵巢保养得好，流产后注意调养，再次怀孕并不困难。

流产后需补充营养，要保证优质蛋白质、充足的维生素和矿物质的供给，尤其是应补充足够的铁质，可预防贫血的发生。食物的选择既要讲究营养，又要容易消化吸收，可选择鱼、鸡、鸡蛋、动物肝脏、瘦肉、黄豆制品、乳类、新鲜水果和蔬菜。注意补血补气，黄芪、阿胶、红糖、红枣、糯米、老母鸡、菠菜、乌梅等都具有收敛止血、补气补血的功效。

" 一些大龄女性对流产缺乏科学的认识，一旦发生流产便会情绪消沉，担心无法再孕或再次发生流产。这都是没有必要的，只要好好调养，注意休息，一定可以迎来自己的宝宝。"

愉快的情绪有益于加快流产后身体的康复

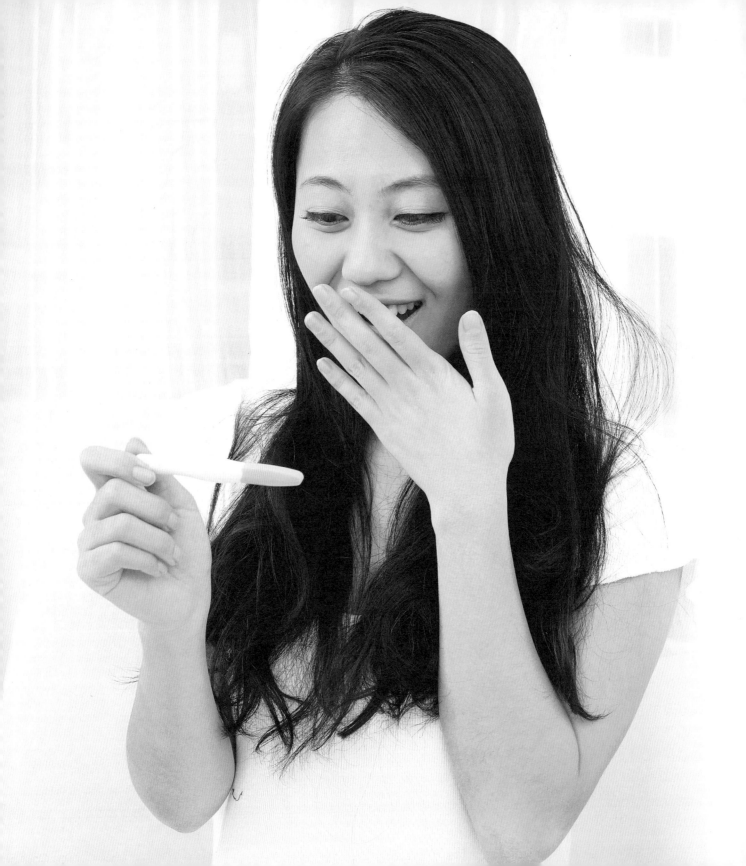

真的怀上了

经过长时间的准备，终于怀上了属于自己的宝宝！恭喜你，要升级当爸爸妈妈了！或许之前克服了许多难题，也或许只是顺其自然怀上宝宝，不管怎样，宝宝都已经充满生机地住进了妈妈的肚子里。此后将是一段幸福旅程，请孕妈妈和准爸爸好好享受这段神奇而美妙的时光，静候宝宝的出生吧！只要照顾周到，小宝宝一定会健康成长。期待十个月后的见面吧！

有这些症状，可能是"好孕临门"了

怀孕初期，因为身体征兆还不是十分明显，所以有些人往往疏忽大意，以致造成流产。其实怀孕初期，身体会有一些细微的反应，只要了解这些，就可避免不良后果的产生。

怀孕的第一个信号——停经

怀孕的第一个信号是月经停止来潮。有性生活的女性，平时月经规律，一旦月经过期 10~15 天没有来潮，就有可能是怀孕了。

记住自己的月经日期

有性生活的女性都应该记住自己的月经日期，可用日历做记号。停经是怀孕后最早，也是最重要的症状，但不是特有的症状。其他原因也可引起停经，如经期不规律的女性，推迟来月经也是常有的事；由于疾病、疲劳、精神刺激、环境变化等因素，也可能发生月经迟来的现象。不过，当该来月经时，月经未来，但是有少量浅褐色的血流出，这是子宫在少量出血，是怀孕初期可能出现的一种现象。

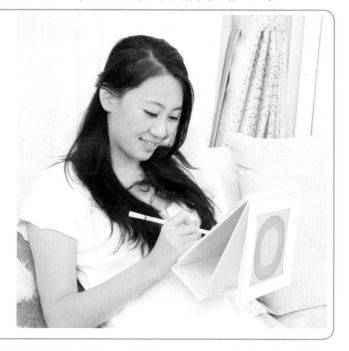

和感冒症状类似的怀孕征兆

有些孕妈妈疏忽大意，不知道自己已经怀孕了。由于孕激素带来的变化，使身体出现疑似"感冒"的症状，于是在不知情的情况下误吃药物。

妇科医生指出，孕早期的反应和感冒相比有差别，可以区分出来。首先，怀孕后第一症状是停经，而感冒通常都不会影响月经的来潮。

其次，还可以通过测试体温来加以区别。怀孕后身体温度会有所升高，一般基础体温保持在 36.1~36.4℃，排卵期体温会升高 0.5℃。只有当体温达到 37.5℃以上时，才说明可能是感冒引起发热了。除此之外，如果是感冒，还会出现流鼻涕、关节疼痛等病毒感染的症状。

出现恶心、呕吐现象

恶心、呕吐是大多数孕妈妈都会有的经历，这种感觉可别让你误以为生病了而吃药。孕早期的恶心、呕吐，可能会发生在一天中的任何时间。恶心主要是由于人绒毛膜促性腺激素 (HCG) 的升高、黄体酮增加引起胃肠蠕动减少、胃酸分泌减少而引起消化不良。出现恶心、呕吐现象要通过自己在家验孕或去医院检查的方式确定是否怀孕，不可自行服用药物。饮食要清淡，避免食用油腻、刺激的食物。

怀孕初期的其他征兆

困倦：好像总是睡不醒的样子，做什么事都没有精力。因为此时体内的变化正在消耗你身体的能量。

口渴：口渴是你身体的正常信号，表示你和胎宝宝需要更多的水分。一天水分的摄取量约8大杯为宜（1杯约250毫升）。

乳房变化：乳房发胀，好像变大了，有点刺痛的感觉，乳头颜色也会变深，出现小结块。这是随着受精卵的着床，体内激素发生改变，乳房也做出相应反应，为以后的哺乳做好准备。

尿频：孕早期，会因为增大的子宫压迫膀胱而发生尿频（孕晚期尿频是因为膀胱受到胎宝宝挤压）。

偏爱某种食物：从前你可能没有对某种食物有偏好，现在全都有了，比如特别爱吃鱼、喝橙汁。

盆腔不适：可能从下腹到盆腔都感到不舒服，但如果你只是一侧剧烈疼痛，需在产检时请医生仔细检查，排除宫外孕、卵巢囊肿或阑尾炎等情况。

留意怀孕症状

备孕关键词

1 了解怀孕初期的症状
备孕女性宜多了解一些怀孕初期的身体症状，以便判断是否怀孕，做好下一步的准备。

2 不要自行用药
出现停经、发热、恶心等症状时不要自己随意服药，应及时去医院进行检查。

3 注意饮食
出现可能怀孕的症状时要调节饮食，以清淡为主，不吃生冷、油腻的食物。

出现怀孕症状需调节生活

备孕女性出现停经、恶心、发热、贪睡等症状可能是怀孕了，这时要调节生活节奏，改善生活方式，从日常点滴做起，为孕期做好准备。

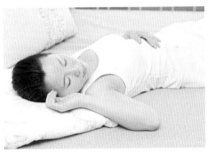

保证睡眠：怀孕初期嗜睡是正常的，这时需减少熬夜，注意休息，要保证每天8小时睡眠。

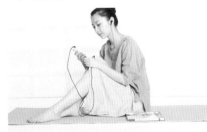

放松身心：备孕女性要学会释放工作和生活中的压力，放松身心，保持良好的情绪。

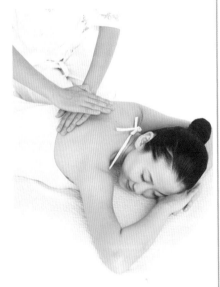

做做按摩：经常做一做按摩可以使紧绷的肌肉放松，促进血液流通，使身体舒适轻松。

学会验孕，在家轻松测怀孕

孕前的饮食准备和生活细节准备虽然都已经做足了，怀孕早期的一些症状也了解了，但如果不知道什么时间该验孕，怎么正确验孕，就不能保证第一时间知道这个好消息。学会科学验孕，在家就可以轻松验怀孕。

学会验孕，"孕事" 早知道

身体出现怀孕早期的症状后要第一时间验孕，学会科学验孕不仅可以早知道好消息，还可以尽早做孕期准备。常见的自主验孕方法有早孕试纸测怀孕和验孕棒测怀孕。

早孕试纸测试验孕

1. 打开锡纸密封的包装，用手持住纸条的上端，不要用手触摸试纸条实验区。

2. 取一杯尿液（有的试纸包装内附有专用尿杯），最好是晨尿。

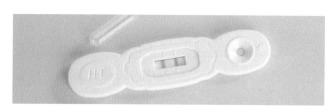

3. 将试纸带有箭头标志的一端浸入尿杯（尿样不允许超过 MAX 线），约 3 秒钟后取出平放。

4. 在检测区内出现一条红线为"阴性"，出现平行的两条红线为"阳性"。尿 HCG "阳性"多表示已经怀孕。10 分钟之后仍为一条红线时才能判定为"阴性"。

验孕棒测试验孕

1. 将包装铝箔膜袋沿缺口处撕开，取出验孕棒。

2. 如果有的话，戴上盒内所附的一次性塑料薄膜手套，紧捏住验孕棒手柄一端。

3. 用吸管吸几滴尿液，最好是晨尿，挤到验孕棒的吸尿孔。

4. 观察窗中的 C、T 位置，如果同时出现两条紫红色线，表明已怀孕。如果出现一深一浅两条线，对照线 C 的颜色较深，测试线 T 的颜色较浅，表示有怀孕的可能。观察窗中只出现一条线，表明未怀孕。

测怀孕宜忌

宜做	不宜做
宜同房后 18 天验孕：备孕的女性不要着急，想要测出"好孕"可以等到月经迟到之后，或在同房后第 18 天测是比较准确的。	验孕试纸不宜放置过久：应注意打开试纸包装后，不要将试纸置于空气中过久，以免受潮导致检测失效。
宜用不同产品多次验孕：最好用不同品牌的验孕产品多测试几次提高准确率，因为有些验孕产品中的试剂可能存在问题。	不宜只在家验孕：不要只是自己在家验孕，还应去医院做进一步检查，以确定是否怀孕。
宜用晨尿验孕：晨尿浓度高，激素含量高，试验结果比较准确，验孕前一天晚上要少喝水。	不宜太早或太晚验孕：要把握好验孕时间，验孕太早或太晚都会使测试结果不准确。

验孕出现误差的原因

验孕试剂可能失效

已怀孕，但验出来显示没有怀孕，即验孕试剂不够敏感。可能是因为验孕试剂过期、药剂已失效或质量有问题。

验孕试剂太灵敏

未怀孕，但验出来显示已怀孕，为验孕试剂太灵敏。因为怀孕时体内的人绒毛膜促性腺激素（HCG）会升高，尿液中也有体现，各种验孕试剂都是在测试体内的 HCG。但 HCG 存在于每一个人体内（包括男性），只是量较少。有些试剂因为太敏感，即使量少也可能呈阳性反应，而让使用者误以为怀孕。

检验时间不正确

太早验孕与太晚验孕，都可能使检验结果不正确。有些备孕女性在行房后两三天就检验，往往验不出正确的结果。有些备孕女性则在怀孕一段时间后才验，同样也可能得不到准确的结果，适宜的时间应在月经推迟 10~14 天验孕。

> **验孕不可太心急**
>
> 备孕的女性等待"好孕"的心情是十分迫切的，恨不得今天同房，明天就测出阳性。心急要宝宝的备孕女性常常特别关注月经来潮的日子。到了这一天就特别紧张，甚至经期刚刚推迟了 1 天，就急着去医院做检查。这种心情可以理解，但是这种做法实在没有必要。早孕试纸的正确率也是非常高的，备孕女性可在家自己检测，隔 2 天检测一次，如果经期推迟 1 周，又有其他早孕反应，再去医院检查也不迟。

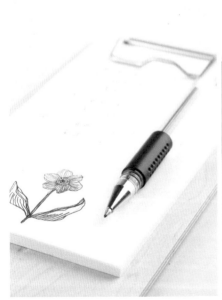

做好记录

用不同的产品验孕后要仔细做好记录，进行比较看是否真的怀孕了。

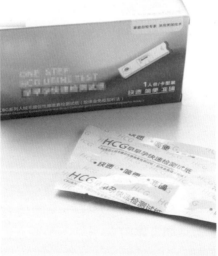

不要提前拆开验孕棒

验孕产品不宜在空气中暴露太久，以免测试结果不准确，用的时候再拆开包装。

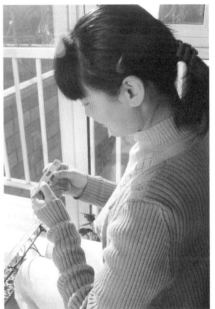

多验几次

在家验孕要多检验几次，这样测验结果更准确。

在家验孕后要去医院确认

即便是用早孕试纸验出了已经怀孕，也最好到医院再做个正规的检查，以最终确定是否怀孕，毕竟自己在家验孕是存在误差的，而且还可以顺便向医生询问一下孕期的注意事项。

去医院检查的必要性

像宫外孕等，早孕试纸可能测不出来或测试一直显示弱阳性。过度相信试纸很可能导致自己陷入危险。如果是宫外孕，HCG 的水平没有宫内孕那么高，用早孕试纸检测，可出现假阴性结果或持续弱阳性结果，很多女性可能认为自己没怀孕或不确定是否怀孕。因此，去医院做血 HCG 检查和 B 超检查是最有效的方法。相较于传统的尿液 HCG，血 HCG 更加准确，误差也更小。通过血液"定量"检查 HCG 值比用早孕试纸"定性"检测尿液准确率更高。

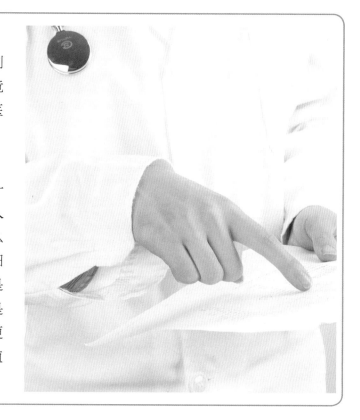

验尿和血液检查

怀孕以后，孕妈妈尿中会产生 HCG，通过尿检，可以测定有无这种激素存在，来判断是否怀孕。受精卵植入子宫后，体内就开始产生有利于维持妊娠的 HCG。这种激素在受孕成功后 10 天左右即可查出来。只是如果化验太早，结果可能还是阴性的，再过几天做一次可能就是阳性的了。此方法在受孕后 7~10 天进行，准确率较高。

血液检查跟尿检的原理差不多，都是通过体内 HCG 的变化来判断是否怀孕。一般可于同房后 20 天左右去医院检查血液中 HCG 的含量。

通过妇科检查验孕

一旦受孕，女性的生殖系统，尤其是子宫的变化非常明显。受孕几天后，经医生检查，可发现阴道壁和子宫颈充血，变软，呈紫蓝色；子宫颈和子宫体交界处软化明显，以致两者好像脱离开来一样，子宫变软、增大、前后颈增宽而变为球形，这是怀孕最可靠的证据。通过妇科检查，观察宫颈变化可以帮助判断是否怀孕。确定怀孕的妇科检查可能是很多孕妈妈的第一次产前检查，很多人会有恐惧或是难为情的心理。丈夫最好陪妻子一起去医院检查，可以让妻子从心理上得到更多支持和鼓励。检查时，只要放松心情，努力配合医生就好了。

通过做 B 超检查验孕

　　备孕女性如果出现怀孕症状不妨去医院做个 B 超检查,可以直观地了解女性身体的变化和胚胎发育情况,更准确地得知是否怀孕。

B 超是验孕最可靠的方法

　　B 超检查是验孕最准确、最可靠的方法。最早在妊娠第 5 周时,也就是月经过期 1 周的时候,通过阴道 B 超的检测,在显示屏幕上,可以看到子宫内有圆形的光环,又称妊娠环,环内的暗区为羊水。如果没有异常情况出现,一般在孕早期 50 天后使用 B 超检查,可确定是否为宫内活胎。

不要拒绝阴道超声

　　孕早期用阴道超声检查,结果更精确、更直观,阴道超声也不需要憋尿。阴道超声比腹部超声能更早发现胎心,如果没有阴道出血、先兆流产等异常表现,阴道超声为首选。

验孕需谨慎

孕早期关键词

1 多次验孕更准确
用不同的方法多次验孕,这样得出的结果更为准确,也可以更安心。

2 把握验孕时间
同房后 15 天可用验孕试纸测试,但此时得到的数据并不准确,建议隔 2 天再做一次测试。

3 去医院验孕
自己在家测出怀孕后也要去医院检查,从而确定是否真的怀孕了。

验孕需关注细节

　　女性验孕时不能着急求快,一定要按照规范验孕,多注意细节,学习多种验孕方法并及时去医院检查,千万不可马虎大意。

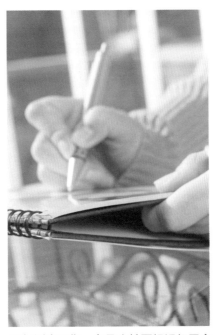

记好同房日期:备孕女性要标记好同房的日期,18 天后就可以在家进行验孕了。

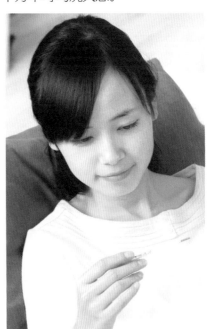

关注基础体温:勤测量体温,如果体温升高持续 21 天以上,而且无其他异常反应,月经也不来潮,就可能是怀孕了。

孕早期，小心一点，安全第一

从怀孕开始至 12 周末称为孕早期。孕早期是胚胎发育的关键时期，要特别注意避免病毒感染，避免有毒、有害环境因素的影响。怀孕初期易流产，孕妈妈得特别小心，避免用力的动作，也不要过度疲劳。在孕早期，做事小心一点，绝对不要忽视每件小事。

孕吐怎么办

孕吐是最常见的早孕反应，孕早期的女性几乎都会遭遇孕吐。早孕反应症状的严重程度和持续时间因人而异，多数人在孕 12 周左右自行消失。有的人早孕反应时间较长，直到 16~18 周才消失，更有甚者持续至妊娠晚期。那如何缓解孕吐呢？

缓解孕吐的常见方法

放松身心：以从容的态度过这一段时间，消除紧张、焦虑的不良情绪，注意休息，保证充足的睡眠。

清淡饮食：选择清淡、易消化的食物，少吃多餐，经常变换花样增进食欲。如果孕妈妈孕吐比较严重，吃什么吐什么，不妨在清晨喝一些果蔬汁来补充体力。

孕吐吃酸有讲究：很多孕吐的妈妈都爱吃酸的食物，但是吃酸也有讲究。人工腌制的酸菜、醋制品虽然有酸味，但多种营养素都已损失，而且腌菜中的致癌物质亚硝酸盐含量较高，过多食用对孕妈妈、胎宝宝的健康无益。所以，喜吃酸食的孕妈妈最好选择既有酸味又营养丰富的食物，如柠檬、橙子、猕猴桃等。

不可自行用药止吐

在孕早期阶段，由于恶心、呕吐等反应，孕妈妈可能会出现体重减轻的状况，但因为胎宝宝在初期所需要的营养有限，所以孕妈妈只要减轻的体重未超过怀孕前体重的 5%，就不需要太过担心。但如果妊娠呕吐过于厉害，严重影响孕妈妈的营养摄入，导致体重严重下降、抵抗力降低，就会影响胎宝宝的生长需求，此时就要及时去医院，由医生根据症状来决定是否需要服用止吐药物。但孕妈妈绝对不可自行服用止吐药。

出现孕吐时的宜忌

宜做	不宜做
宜饮食清淡：孕吐时选择清淡的食物可以减轻恶心、孕吐症状，家庭饮食也要以清淡为主，少让孕妈妈闻到荤腥的味道。	不宜长时间空腹：孕妈妈即使孕吐难受也不可长时间空腹，可以喝些牛奶或果蔬汁补充体力。
宜喝果蔬汁缓解孕吐：孕妈妈可以多喝些果蔬汁来缓解孕吐，如番茄汁、苹果汁、芹菜汁等。	不宜大量吃酸：一些孕妈妈喜爱酸的食物，要控制进食量，以免引起肠胃不适。
宜放松身心：妊娠反应是生理反应，多数孕妈妈一两个月就会过去，因此要以"向前看"的心态度过这一阶段。	不宜服止吐药：孕吐严重时要及时就医，谨遵医嘱，不可自行服止吐药。

缓解孕吐的小妙招

床边常备小零食

在床边柜子上放一杯水、一包饼干，临睡前吃一点饼干，或喝杯温牛奶，可缓解第二天起床时因空腹产生的恶心。清晨最好先吃点东西再下床，以免因体内血糖较低而引发恶心、呕吐。

柠檬缓解孕吐

在杯子中加入几片柠檬，泡水喝，相当开胃。另外，外出时，也可以在包里放一只鲜柠檬，恶心时拿出来闻一闻，能起到舒缓恶心感的作用。还可以在手帕上滴几滴柠檬汁，闻到"难闻"的气味时可以应急使用。而且，时常闻一下柠檬的清香，也有提神醒脑的作用。

巧用生姜

切2片硬币大小的生姜，然后用开水浸泡5~10分钟。去掉姜片，加入红糖或蜂蜜饮用，可以有效缓解孕吐。孕吐严重时，可将1片鲜姜含于口中，或者在喝的水中加一些鲜姜汁，都可以起到缓解效果。

 孕吐会不会导致胎宝宝营养不良

有的孕妈妈担心孕吐或者食欲不佳会影响自己对营养的摄入，从而影响胎宝宝的生长发育，其实这个问题不存在，孕妈妈不必为此过分忧虑。胎宝宝其实是很聪明的，他不管妈妈的身体营养是否充足，总是先行汲取自己需要的那一份，如果孕妈妈体内已经没有可吸收的营养，那么胎宝宝就真的会缺乏营养。当然，如果孕妈妈体内营养缺乏已到了如此程度，大都会有自觉症状。所以只要没有其他不适感，胎宝宝的生长发育就不会受影响。

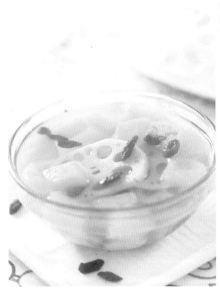

冰糖藕片
莲藕、枸杞子、冰糖、菠萝做成的酸酸甜甜的菜肴，可以缓解孕吐。

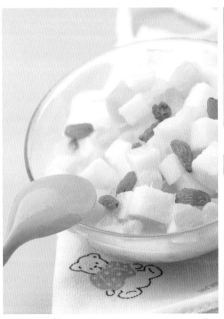

水果沙拉
把自己喜欢的水果切成块，用酸奶调味拌一拌，爽口又开胃。

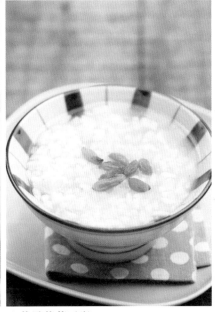

苹果葡萄干粥
熬粥时加一些酸酸甜甜的水果，好吃又可口。

重视先兆流产

流产是指妊娠 28 周内，由于某种原因而发生妊娠终止的现象。流产最主要的信号就是阴道出血和腹痛（主要是因为子宫收缩而引起）。如果孕妈妈发现自己阴道有少量流血，下腹有轻微疼痛或者感觉腰酸下坠，这可能就是流产的前兆。

预防先兆流产从日常生活做起

生活有规律：起居以平和为上，如早晨多呼吸新鲜空气，适当地活动，每日保证 8 小时睡眠，条件允许可午睡。既不要过于贪睡，也不可太劳累。

保持心情舒畅：妊娠期精神要舒畅，采用多种方法消除紧张、烦闷、恐惧心理。

选择合适的饮食：选择富含各种维生素及微量元素的食品，如各种蔬菜、水果、豆类、蛋类、肉类等。

注意个人卫生：多换衣，勤洗澡，但不宜盆浴、游泳。特别要注意阴部清洁，防止病菌感染。衣着应宽松，腰带不宜束紧。平时应穿平底鞋。

警惕宫外孕

如果怀孕 30 天后，出现不规则流血、腹痛，而平时就有妇科的一些炎症，如盆腔炎、附件炎、子宫内膜炎等，就应该高度警惕是否为宫外孕了。

宫外孕又称异位妊娠，也就是在子宫以外的其他位置妊娠。正常的妊娠应该是精子和卵子在输卵管相遇而结合形成受精卵，然后游向子宫，在子宫着床发育成胎儿。如果由于某种原因，受精卵在子宫腔以外的其他地方"安营扎寨"，便是异位妊娠。宫外孕典型症状可归纳为 3 种，即停经、腹痛、阴道出血，但其症状常常是不典型的。如果怀疑为宫外孕，应立即到医院确诊救治，通常要进行急诊手术。

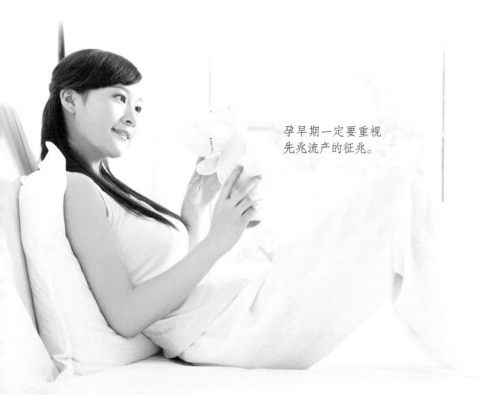

孕早期一定要重视先兆流产的征兆。

孕早期避免性生活

准爸爸要节制自己的性欲，一旦发现妻子怀孕后，应在孕 12 周内避免性生活，以免造成妻子流产。因为此时胚胎正处于发育阶段，特别是胎盘和母体宫壁的连接不紧密，如果进行性生活，易造成流产。即使性生活十分小心，由于孕妈妈盆腔充血，子宫收缩，也可能造成流产。孕妈妈和准爸爸为了胎宝宝的健康，暂时停止性生活吧。一般到孕中期，胚胎稳固后，可进行适当的性生活。

孕期感冒，没什么大不了

感冒多数是由普通感冒病毒引起，部分由流感病毒引起。高热时产生的毒素可通过胎盘进入胎宝宝体内，影响胎宝宝脑细胞发育。怀孕早期感冒了要及时治疗。

孕期感冒巧应对

轻度感冒仅有鼻塞、轻微头痛者一般不需用药，应多饮热水，充分休息，一般很快能够自愈。如果有高热症状，需及时就医，应在医生指导下采取相应措施对症处理，切不可盲目使用退热剂之类的药物。

预防最重要

注意保暖，防止季节性感冒。秋冬季节气温低，温差大，孕妈妈要注意保暖，特别是足部的保暖十分重要。勤洗手，防止病从口入。孕妈妈要勤洗手，减少细菌滋生。少去人群密集的公共场所，防止被传染。外出时尽量戴上纯棉或棉纱材质的口罩。

注意生活细节

孕早期关键词

1 保证足够的睡眠

嗜睡是孕早期的正常现象，孕妈妈瞌睡时没必要硬撑，要充分休息，保证足够的睡眠。

2 安全用药

孕早期出现身体不适要及时调整，如需用药一定要谨遵医嘱，充分考虑药物的安全性。

3 营养全面均衡

注意补充多种营养，饮食均衡，孕吐时饮食以清淡为主。

时时处处需谨慎

孕早期是胚胎发育的关键时期，也是妊娠反应最大的时期。孕妈妈要格外小心，注意生活中的小细节，避免有害因素的影响。

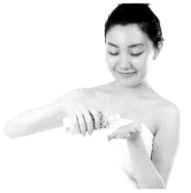

选对护肤品：孕妈妈在孕期应尽量选用不含香料、不含酒精、无添加剂或少添加剂的优质护肤产品。

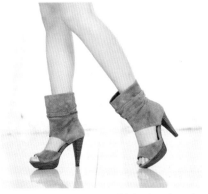

不要穿高跟鞋：穿高跟鞋走路、站立时，腹部需要用力，怀孕初期胚胎着床还不稳，很容易造成意外。

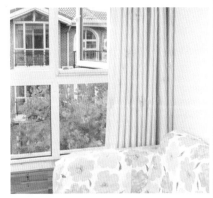

卧室常通风：居住环境过于潮湿，容易滋生细菌病毒，增加患病概率，宜经常通风换气。

做好产检很重要

产检对孕妈妈和胎宝宝至关重要。孕妈妈提前了解整个孕期需要进行的产检项目,可以更好地应对将来的孕期生活。为了小生命的健康成长,孕妈妈应该早早做好准备,定期去医院做好产检,及早发现问题并对症治疗。

确定怀孕 2 个月左右做第 1 次产检

产前检查又称围产保健,能帮助孕妈妈及时了解身体情况及胎宝宝的生长发育情况,保障孕妈妈和胎宝宝的健康与安全。第 1 次正式产检时间应在确定怀孕 2 个月左右。

产检不一定非要挂专家号

现在很多孕妈妈都过度依赖专家,一定要挂专家号,结果排了一上午的队,等专家给开完单子就到中午了,要是需要空腹做 B 超或抽血,中午还得继续饿着。其实,如果孕妈妈平时身体很好,孕育宝宝也没有特殊的不适,就不必在产检时一定要挂专家号,普通号就完全可以,还能减少排队和候诊时间。一般情况下,妇产科医院、妇幼医院、综合性医院产科专科都是可以做产检的。孕妈妈可以根据自己的居住地,合理选择产检医院,不可一味依赖专家。

第 1 次产检医生会问什么

医生通常会问这些问题:

◆ 孕妈妈以及准爸爸有无家族性遗传病史。

◆ 孕妈妈的生活情况,如饮食、睡眠、运动、吸烟、被动吸烟、饮酒、用药等。

◆ 准爸爸的健康情况,有无吸烟、饮酒的习惯,以及有无疾病史、用药史等。

第 1 次产检会做的项目

☐ 确认是否真的怀孕

☐ 过去用药的历史及产科就诊的一般记录、个人家族疾病史

☐ 一般体检

☐ 血液检查:血红蛋白、血细胞比容(血细胞占全血容积的百分比)、血型、风疹、乙肝(其他如艾滋病、性病则为必选检查项目)、甲状腺功能检查等

☐ 子宫颈抹片检查

☐ 阴道疾病检查

☐ 遗传性疾病的血液检查

☐ 验尿(检查尿糖、尿蛋白、有无感染等)

☐ 体重及血压检查

☐ 营养摄取及日常生活注意事项咨询

☐ 可与医生讨论孕后心情的变化和自己关心的问题

(以上项目可作为孕妈妈产检参考,具体产检项目以医院及医生提供的建议为准)

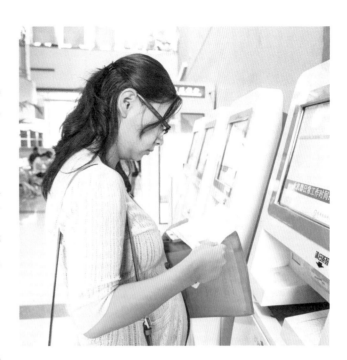

关于产检建卡

到医院做第 1 次产检时，医生会为孕妈妈建卡，这是孕妈妈的孕期体检档案。之后，医生将在上面记录孕妈妈所有相关的产检内容，其目的主要是检查孕妈妈的身体状况和胎宝宝是否健康成长。

12 周内建"小卡"

各地医院建卡的规定不同，孕妈妈可到当地社区、医院详细咨询。通常情况，孕妈妈在第 12 周内要建好"小卡"（即《孕产妇健康手册》）。孕妈妈先在居住的街道居委会或计生办，办理《人口生育联系卡》，再去所属医院领"小卡"。

第 16 周建"大卡"

在 16 周左右，孕妈妈可去选定的医院建"大卡"。建"大卡"要准备夫妻双方身份证、《孕产妇健康手册》（"小卡"）。具体事项根据所在地不同有所差别，建议在建"大卡"前做好咨询工作。"大卡"是医院对孕妈妈进行产检的记录册，卡上的信息比较全面。

怎么选择建卡医院

离家近。毕竟最后要生的时候，都在家休假了，需要尽快从家赶到医院，一般不会从工作单位去医院。离家近也方便每次产检和家人陪护。

就医环境。和综合医院相比，专科医院就医人员相对单一，交叉感染的概率要小一点。

产后病房条件。可通过相关网站查看，或者向身边熟悉情况的人询问医院环境、硬件设备、医护服务等。是否能够有家属陪护？申请单间病房是否容易？最好有家属能够陪住的地方。

孕妈妈有疾病。如高血压、糖尿病、肾病等，最好选择综合医院，这样如果需要多科会诊会很方便。

生育保险报销

缴纳生育保险的孕妈妈，生育时的检查费、接生费、手术费、住院费和药费由生育保险基金支付。超出规定的医疗服务费和药费（含自费药品和营养药品的药费）由孕妈妈个人负担。孕妈妈生育出院后，因生育引起的疾病医疗费，由生育保险基金支付；其他疾病的医疗费，按照医疗保险待遇的规定办理。孕妈妈产假期满后，因病需要休息治疗的，按照有关病假待遇和医疗保险待遇规定办理。生育保险需连续买满 12 个月，宝宝出生的 18 个月之内报销。生育保险属于典型的地方政策，各地规定都不一样，有 10 个月，也有 6 个月，甚至更低的，因此应以当地社保中心规定为准。

孕中期，舒适的安稳期

孕中期指孕 13~28 周，这个时期孕妈妈的肚子就开始"显山露水"了，此时胎宝宝应该已经很稳定了，孕妈妈已经能适应孕期的变化。这个阶段孕妈妈相对轻松，正是养好胎、秀幸福的甜蜜阶段哦！

胎动的感觉

在孕 4 个月后，许多孕妈妈会感觉到胎宝宝的活动，也就是胎动。胎动的感觉有许多种：抽动、扭动、翻滚、拳打脚踢、肚子一跳一跳的、冒泡泡、像鱼在游泳、像虾在跳……胎宝宝在肚子里的动作千变万化，所以每个孕妈妈的胎动感觉会有所不同。

觉察不到胎动的原因

对胎动的察觉跟个人的体质有一定的关系，因为每个人的体质是不同的，所以能感觉到胎动的时间也是不一样的，只要做好检查，宝宝发育在正常的范围之内就可以了。有些孕妈妈可能感觉不到胎动，这是因为第一次怀孕，感觉到胎动的时间要比二胎孕妈妈晚一些；体形偏胖的孕妈妈要比体形苗条的孕妈妈感觉到胎动的时间晚一些；若很久了还是感觉不到胎动，就需要向医生咨询。

自觉在家测胎动

累计每天的胎动次数：这是最简单的计算方法，你可以做一个简单的表格，每天早上 8 点开始记录，每感觉到一次胎动，就在表格里做个记号，累计 30 次后，就说明胎宝宝一切正常，不用再做记录。如果从早 8 点到晚 8 点，胎动次数都没有达到 10 次的话，建议尽快去医院检查。

计算固定时间内的胎动次数：孕妈妈每天测试 3 小时的胎动，分别在早上、中午、晚上各进行一次。将所测得的胎动总数乘以 4，作为每天 12 小时的胎动记录。若每小时少于 3 次，则要把测量的时间延长。

孕晚期情绪调整宜忌

宜做	不宜做
宜做好记录：测胎动时要做好相应的记录，胎动的时间、频率、每天胎动的次数都要记录好，可以做个表格标记清楚。	感觉不到胎动不宜焦躁：每个孕妈妈的体质不一样，对胎动的感觉也不一样，时间长一些才感觉到胎动也是正常现象。
宜每天固定时间测：孕妈妈可以在每天的早、中、晚各测一次胎动，做好记录，连续测几天便可找到胎动的规律。	不宜频繁抚摸肚皮：抚摸肚皮与胎宝宝互动时不能太过频繁，否则会影响胎宝宝休息。
宜适当抚摸肚皮：孕妈妈和准爸爸可以抚摸隆起的肚皮感受胎宝宝的动作，也可以将爱意传递给宝宝。	不宜大力按压肚皮：触碰肚皮时要轻柔，力量不能太大，不可按压肚皮，以免伤害到胎宝宝。

给胎宝宝做"体操"

宝宝能感知到妈妈的爱抚

虽然胎宝宝还未出世，但同样是一个有血有肉、有感觉的小生命，自然也需要得到孕妈妈的爱抚。在孕妈妈怀孕第 16 孕周时，已经开始明显地感觉到胎宝宝的活动，因此在孕 20 周时，孕妈妈便可对胎宝宝进行抚摸胎教了。

傍晚做抚摸胎教最好

胎宝宝一般在傍晚时活动较多，也就是胎动频繁的时候，最好在此时进行胎教。孕妈妈排空膀胱后，仰卧于床上或坐在舒适宽大的椅子上，全身放松，把双手手指放在肚子上。然后，伴着轻松的音乐，按从上到下、从左到右的顺序，轻轻、反复地做抚摸动作。但是一定要注意，抚摸时动作要轻，时间也不宜过长，每次 2~5 分钟即可。

做做手指操

孕妈妈也可用中指和食指，轻轻并反复触压胎宝宝，然后手心空扣，轻轻叩击腹部。经过一段时间，只要孕妈妈一触摸，胎宝宝就会一顶一蹬地主动迎上来。

抚摸胎教好处多

抚摸胎教是准爸爸、孕妈妈与胎宝宝之间最早的触觉交流，通过抚摸孕妈妈的腹部，使腹中的宝宝感觉到父母的存在并做出反应。随着胎宝宝的长大，孕妈妈可随音乐的伴奏，与胎宝宝的身体接触，如触摸圆而硬的头部、平坦的背部、不规则而又常变动的四肢和圆而柔软的臀部等。这些动作既好似让胎宝宝做"体操"，又好似推着他（她）"散步"。羊水可保护胎宝宝，孕妈妈不必担心会压坏胎宝宝。

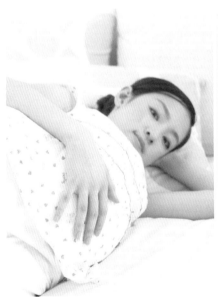

常抚摸肚子
孕妈妈仰卧在床上，全身放松，双手轻轻抚摸肚子，可以感受到胎宝宝的活动。

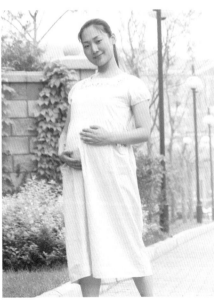

散步时抚摸肚皮
孕妈妈在散步时也可以轻柔地抚摸肚皮，让胎宝宝随时随地感受妈妈的爱。

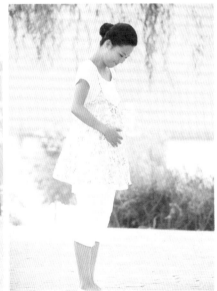

按摩腰腹部
准爸爸可以帮孕妈妈轻轻按摩腰部和腹部，以缓解身体不适。

孕中期，带胎宝宝去旅行

孕中期，孕妈妈和胎宝宝都进入了相对稳定期。孕妈妈的早孕反应已经消失，隆起的腹部虽然对孕妈妈行动有些影响，但还没有到非常不便的地步，无论是乘坐飞机，还是坐车都没什么问题，此时是孕妈妈最适宜出门旅行的时期。

出门旅行注意事项

孕妈妈容易疲劳，所以在旅行前准爸爸就应做好计划，尽量避开人多、嘈杂的地方，旅途也不宜太长，最好选择车程较近的，有青山绿水，空气新鲜的地方。旅行除了准备宽松舒适、方便替换的衣服外，最好多带一个小型的海绵枕头或软垫，可以让孕妈妈在乘坐飞机、火车、汽车时靠着休息。行李、食物不需要带太多，以免增加旅途负担。出门旅行要保证三餐合理，营养均衡，不能因旅途匆忙而不吃饭。游玩要适可而止，不可过度劳累。

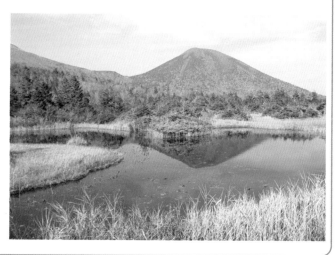

孕中期，准爸爸备忘录

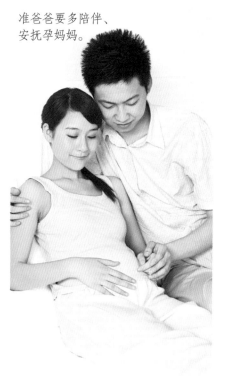

准爸爸要多陪伴、安抚孕妈妈。

进入孕中期，孕妈妈和胎宝宝都已经进入相对稳定的时期，此时准爸爸应当多陪伴孕妈妈散步或参加社交活动，可以增加孕妈妈的活动积极性。比如可以陪同孕妈妈一起参加产前培训班，准爸爸也可以学习到孕期和分娩知识，学习如何更好地照顾孕妈妈和做好健康监护，并且开始有计划地给胎宝宝进行循序渐进的胎教，可以从播放音乐、子宫对话开始。

在生活中，准爸爸要随时留心孕妈妈的情绪。孕妈妈因为身体变化或者孕期不适会产生一定的情绪波动，准爸爸要及时用你的幽默口才和细心行动来转移她的注意力。同时准爸爸可以经常为孕妈妈做按摩，消除孕妈妈的身体不适，还能增进夫妻感情。但是准爸爸也不能放松对自己的要求，不能看到孕妈妈已经适应了孕期生活，就又恢复以往的一些生活嗜好，如经常外出应酬、打麻将或喝酒等，这样容易使夫妻间发生口角，不利于胎宝宝的发育。

在家中，准爸爸也应当多担起责任，为孕妈妈提供一个舒适整洁的环境，避免接触洗涤剂、花粉、灰尘等容易让孕妈妈过敏的东西，保证孕妈妈和胎宝宝顺利健康地度过孕期。

妊娠纹，早预防

怀孕后子宫快速变大，孕妈妈的体重也快速增加，孕妈妈皮肤的代谢速度无法跟上子宫增长速度，皮肤的弹性纤维和胶原纤维超过弹性限度的伸长，纤维发生断裂，妊娠纹就出现了。

妊娠纹的危害

妊娠纹是美丽的天敌，多出现于脐下、耻骨联合处、大腿外侧、乳房四周、臀部等，呈不规则分散状。妊娠纹刚形成的时候一般为粉红色或紫红色，在产后会渐渐萎缩，成为银白色，皮肤也因此松弛而失去原来的光滑和弹性。

妊娠纹的预防方法

预防妊娠纹可以从孕4月开始，需注意控制体重，坚持适当锻炼，增加皮肤弹性，也可以在易发部位常做按摩。可以在洗净腹部后按摩10分钟，把蛋清敷在腹部皮肤上，10分钟后擦掉，再做一次腹部按摩，效果更好一些。

怀孕也要多活动

孕中期关键词

1 记录胎动次数
孕中期胎宝宝的活动逐渐频繁，记录好胎动次数可以判断胎宝宝是否发育正常。

2 穿平底鞋
柔软轻便的低跟鞋或平底鞋可以缓解孕妈妈脊椎的压力，减轻腰背痛的症状。

3 控制好体重
孕妈妈不可大吃大补，补充营养要均衡丰富，要适当锻炼控制好体重。

适合孕中期的活动

进入孕中期后，孕妈妈和胎宝宝都相对稳定，除了要补充营养、注意休息外，还可以进行一些其他的活动，如散步等，可以起到舒展身心的作用。

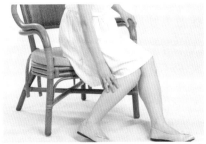

按摩小腿：坐一段时间后，适当地做伸展运动，抬腿并适当按摩小腿，以缓解腿部压力。

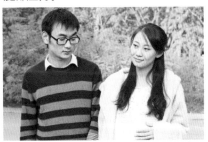

散步：在孕中期，准爸爸可以经常陪孕妈妈去散步，既能适度锻炼身体，又能放松心情。

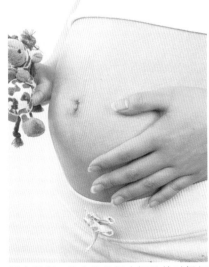

拍大肚照：许多孕妈妈在怀孕的时候都会拍照留念，不仅记录下了怀孕时最美丽的时刻，将来还可以给宝宝看。

孕晚期，马上就要与宝宝见面了

孕 29~40 周属于孕晚期，此时胎宝宝发育已经接近成熟了，孕妈妈的肚子越来越大，生活越来越不方便了，千万不要一个人外出走太远。在此阶段，孕妈妈应该注意放松身心，调整生活节奏，注意休息，耐心等待宝宝的降临。

做乐观的孕妈妈

离分娩日期越来越近，孕妈妈的情绪变化较大，这会影响到胎宝宝的情绪，所以孕妈妈要保持心情轻松愉快，情绪稳定，避免精神紧张等不良情绪，和胎宝宝一起，快快乐乐地度过每一天。

与人多交流，赶走烦躁

在调查的 10 000 名孕妈妈中，有 8%~10% 的人会有不同程度的孕期抑郁症。一般来说，如果抑郁的情绪得不到缓解，则会增加患产后抑郁症的概率。所以，如果孕妈妈感觉到情绪低沉、嗜睡，或者食欲不振、心烦意乱，就不要自己闷在心里，应该及时向丈夫或好友倾诉一番。孕晚期孕妈妈心情烦躁，或对即将到来的分娩感到焦虑时，不妨找周围的孕妈妈或者新妈妈们一起聊聊，询问别的孕妈妈是否有同样的感觉，或向过来人取经。

找对方法缓解压力

买些五颜六色的毛线，学着为宝宝织点小东西，这个过程会让孕妈妈很兴奋，也很有成就感。

记录下你的体重变化，你的日常饮食安排，你的感觉和变化，还有你对宝宝的畅想。

选几本怀孕育儿的书，还可以浏览孕婴网站、论坛和其他孕妈妈交流。多学习、多交流，会让你对自己更有信心。

每天照着孕期营养食谱做几道自己想吃的菜，到孕期结束，你会突然发现自己厨艺大增。

每天听一些放松心情的音乐，这也是音乐胎教的重要一环。

孕晚期情绪调整宜忌

宜做	不宜做
宜放缓生活节奏：孕晚期孕妈妈的工作量和活动量都应减少，将生活节奏放缓，保持心态平和，不要为琐事烦恼。	不宜独自外出：孕晚期临近分娩，孕妈妈不可一个人外出，以免出现意外情况。
宜向人倾诉：孕妈妈感到烦闷时要及时向家人、好友倾诉，他人的开导会让你缓解焦虑。	不宜过度担心胎宝宝：孕妈妈不必因小事过度担心胎宝宝的健康，以免给自己造成心理负担。
宜想象宝宝出生的样子：孕妈妈多想想自己的宝宝，可以将想象中的宝宝画出来，看到时心情会平静许多。	不宜害怕分娩：可以提前学一些分娩知识，不要害怕分娩的疼痛，这是成为妈妈必经的过程。

孕晚期要注意的事

睡眠要充足

孕晚期的孕妈妈与其在忐忑和焦虑中等待分娩的到来，不如做些身体准备。保持充足的睡眠，以保证分娩时体力充沛。一些孕妈妈可能会因面临分娩而紧张失眠，可以睡前喝一杯热牛奶、听一听舒缓的音乐。

做些轻微运动

临近预产期的孕妈妈应尽量不要外出或旅行，以免发生意外情况。但也不要整天卧床休息，做一些轻微的、力所能及的运动还是有好处的，可以保证身体的灵活，促进血液流通，有助于顺利分娩。

保持身体的清洁

由于孕妈妈产后不能马上洗澡，因此，分娩住院之前应洗一次澡，以保持身体的清洁。如果是到公共浴室去，必须有人陪伴，以免发生意外。注意洗澡时要采用淋浴的方式，不要坐在澡盆里洗澡，防止水中的细菌进入阴部；洗澡时间不宜过长，浴室内通风不良，空气混浊且湿度大，会使血液流通不畅，对孕妈妈和胎宝宝都不利；水温不宜过高，洗澡水太热对皮肤刺激性太强，会影响全身血液循环，不利于胎宝宝的生长发育。

有时肚皮痒痒，别忧心

怀孕期间，因孕激素分泌，或者胆汁淤积，一些孕妈妈可能会出现全身或局部性皮肤瘙痒的症状。如果情况不严重，孕妈妈可以不必理会，待分娩后，瘙痒感就会消失。若情况严重，让孕妈妈坐卧难安，应及时到医院检查，排除因感染病毒而引起的皮肤病，或妊娠肝内胆汁淤积症，再根据医生指导进行治疗以缓解症状。身体出现任何不适都不要过度担心，也不可自行服药，应在家人的陪同下前往医院进行诊治。

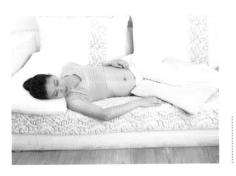

在两腿之间夹个枕头

可以缓解耻骨疼痛，还有利于腿部的休息与放松。

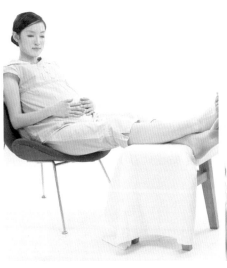

休息时脚抬高

可以增加血液回流，缓解水肿的症状，也可以使双脚放松。

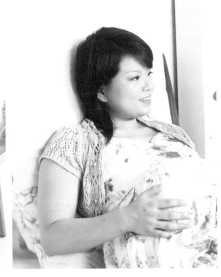

在后背垫个枕头

可以支撑大大的腹部，也可以缓解腰部疼痛，有利于放松。

孕晚期要睡好

到了孕晚期，子宫受到压迫，影响胎宝宝的氧气供给，采用左侧卧睡眠，可以缓解子宫供血不足的状况，有利于胎宝宝生长发育和顺产。

起床宜缓慢

孕妈妈在孕晚期要充分休息，保证足够的睡眠。孕妈妈可以使用护腰枕，它可以托住腹部和腰部，减轻孕期不适感。在孕晚期，为了避免发生意外早产，任何过猛的动作都是不被允许的。

孕妈妈起床时，如果睡姿是仰卧的，应当先将身体转向一侧，弯曲双腿的同时，转动肩部和臀部，再慢慢移向床边。用双手撑在床上，双腿滑到床下，坐在床沿上，稍坐片刻以后再慢慢起身站立。

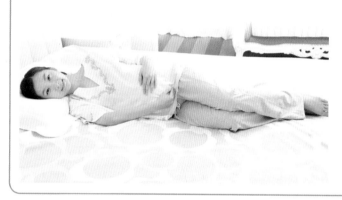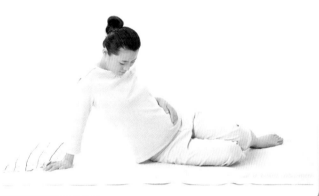

孕晚期，准爸爸备忘录

孕晚期，孕妈妈可能会因为子宫增大带来的身体不适而心情不好，准爸爸要宽容对待孕妈妈的情绪波动，最好每天能为孕妈妈做腿部按摩，这对缓解孕妈妈的身体不适很有帮助。

保证孕妈妈的睡眠与休息时间，鼓励她适当活动。怀孕 28 周后，应禁止性生活，以免引起早产。孕妈妈可能会因为临近分娩而产生不安和焦虑情绪，准爸爸要多陪陪孕妈妈，与孕妈妈交流宝宝出生后的事情，激发孕妈妈的母爱情绪。

不必担心会变 "丑"

很多孕妈妈会为脸上的蝴蝶斑、肚皮上的妊娠纹、变大的骨盆、变形的乳房、变肥的体态而烦恼。尤其到了孕晚期，孕妈妈肚子硕大，低头看不到自己的脚，行动十分不便，体形也不好看。这些担心直接关系到我们今后面对社会和家庭的自信心。其实，孕妈妈们大可不必为此忧虑。

据统计，大约 80% 的孕妈妈，只要稍加注意，都可以在产后 2 年内逐渐恢复到以前的体重。一般能做到自己给宝宝哺乳、产后及时进行恢复性训练、孕期注意控制体重过度增长的孕妈妈，都能够恢复得比较好。

何时去医院，心中有数

预产期临近时，孕妈妈出现以下情况要及时去医院待产：

轻松感：胎宝宝的头部下降到骨盆腔时，胃部压迫感消失，胃的周围感觉很舒畅，会感到特别轻松。

破水：胎儿下降，把胎膜顶破，羊水流出，孕妇会突然感到有水自阴道内流出，时多时少，持续不断。一般在破水后24小时内就会临产。

假痛：下腹常常感觉不规则的酸痛或收缩，走动或变换姿势可以减轻，这并不是真正的分娩阵痛，所以称为假痛，常发生于产前几周或前几天。

胎动：一直活跃的胎动变得迟缓。

子宫颈：子宫颈会变软、变薄并稍有扩张。一般出现在分娩前几天。

见红：阴道会有像月经一样的黏液分泌物，如果出血是鲜红色且量多无黏性，应立刻去医院待产。

阵痛：子宫有规律且越来越强烈收缩时的表现。

巧运动，助分娩

🔑 孕晚期关键词

① 心态要积极乐观
孕妈妈不可因即将分娩而太过焦躁，要及时缓解压力，放慢生活节奏，保持乐观心态。

② 产检不可忽视
孕晚期临近宝宝出生，孕妈妈要按时产检了解胚胎发育情况。

③ 学习分娩知识
孕晚期学习一些分娩知识可以提前预防生宝宝时可能出现的意外，心中更有谱。

放松身心巧运动

到了孕晚期，宝宝离出生越来越近，一些孕妈妈可能会因害怕分娩而精神过度紧张，这时要调节心态，做一些运动可以放松身体，缓解身体不适和焦虑情绪。

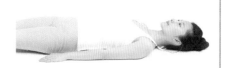

鼓腹呼吸——减轻分娩疼痛
身体仰卧，完全放松，嘴微闭，吐气；腹部一上一下慢慢地做深呼吸，呼吸1次约10秒钟。

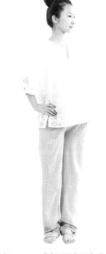

活动腰部——减轻腰部酸痛
站立，双手叉在腰上；左右扭动腰部，并带动臀部活动。

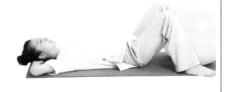

骨盆运动——有助分娩
平躺，头枕在双手上，将瑜伽球放于屈曲的两腿间。头借助双手向上稍抬，根据身体情况，腹部稍用力。

了解产检假、产假、哺乳假

有些孕妈妈总是担心自己因为怀孕、分娩而耽误工作，更担心会因此被辞退。其实，这些担心是没有必要的。孕妈妈在工作中受到法律的特殊保护，了解这些法律法规，才能使自己的权益得到保障，并更好地协调工作和孕育。

1. 怀孕后不被辞退是权利。《女职工劳动保护特别规定》第五条：不得在女职工怀孕期间、产期、哺乳期降低其基本工资，或者解除劳动合同。该规定第六条，女职工在怀孕期间，所在单位不得安排其从事国家规定的第三级体力劳动强度的劳动和孕期禁忌从事的劳动，不得在正常劳动日外延长劳动时间，对不能胜任原劳动的，应当根据医务部门的证明，予以减轻劳动量或者安排其他劳动。

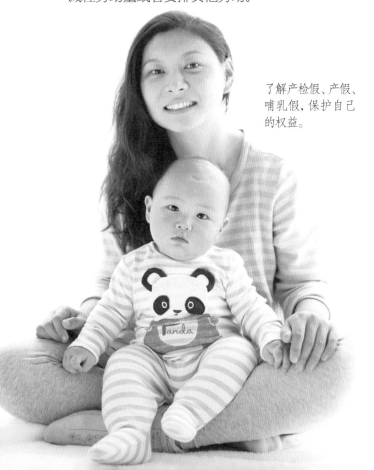

了解产检假、产假、哺乳假，保护自己的权益。

2. 产检假算作劳动时间。《女职工劳动保护特别规定》第六条还规定：怀孕的女职工，在劳动时间内进行产前检查，应当算作劳动时间。

3. 产假休养是法定。《女职工劳动保护特别规定》第七条明确规定：女职工产假为 98 天，其中产前休假 15 天；难产的，增加产假 15 天；多胞胎生育的，每多生 1 个婴儿，增加产假 15 天。

4. 哺乳假别忘记。《女职工劳动保护特别规定》第九条：对哺乳未满 1 周岁婴儿的职工，用人单位不得延长劳动时间或者安排夜班劳动。用人单位应当在每天的劳动时间内为哺乳期女职工安排 1 小时哺乳时间；女职工生育多胞胎的，每多哺乳 1 个婴儿每天增加 1 小时哺乳时间。

做好分娩心理准备

孕妈妈在产前过于恐惧，会使身体产生过多的应激激素，这样一来，疼痛就会增加，产程也会拖更久，对分娩会有不利的影响，甚至会造成难产。焦虑、恐惧等不良情绪均可造成产妇大脑皮质功能紊乱，使得子宫收缩不协调、宫口不开、产程延长。因此，孕妈妈宜保持良好的情绪，为分娩做好心理准备。

分娩时不要大声喊叫

孕妈妈在分娩时最好不要大声喊叫，因为大声喊叫对分娩毫无益处，孕妈妈还会因为喊叫而消耗体力，不利于子宫口扩张和胎宝宝下降。孕妈妈要对分娩有正确的认识，消除精神紧张，抓紧宫缩间歇休息，使身体有足够的能力和体力。如果阵痛确实难以忍受，可通过深呼吸、按摩等方式缓解疼痛，或者通过告诉自己疼痛是为了让宝宝更加健康，来提高对疼痛的耐受力。

分娩方式的选择

分娩方式的选择往往是医生根据孕妈妈的身体状况、胎宝宝在子宫内情况以及孕妈妈的意愿综合考虑来决定的。分娩方式可以分为自然分娩、剖宫产、水中分娩、无痛分娩四种，不同的分娩方式适合不同情况的孕妈妈。

四种分娩方式优缺点比较及适宜人群

分娩方式	分娩情况	优点	缺点	适宜人群
自然分娩	经产道自然娩出	产后恢复快，并发症少；对胎宝宝的肺功能和皮肤神经末梢发育都非常有益	阵痛；初产妇分娩时间可达 16~18 个小时；有可能会出现阴道松弛情况，但可通过运动恢复；有可能出现子宫、膀胱脱垂后遗症	孕妈妈身体健康，骨盆正常，无内外科合并症；胎宝宝胎位正常，大小合适
剖宫产	通过剖宫产手术方式分娩	可挽救母婴性命；减少妊娠并发症和合并症对母婴的影响；免受产前阵痛之苦	恢复比自然分娩慢；需面临手术危险；术后较疼痛	孕妈妈、胎宝宝或产力等出现异常，不宜进行自然分娩时可以选择
水中分娩	在水中分娩	水中浮力可降低胎宝宝降生时的压力；缓解产妇的阵痛；分娩出血量少；产后恢复快	操作规范要求较高，可能会出现新生儿呛水等问题	可自然分娩的产妇都可以选择
无痛分娩	通过某些手段，使产妇感受不到阵痛，目前采取的主要手段为硬膜外麻醉	减轻疼痛、疲倦	会降低腹壁肌肉收缩功能，延长第二产程	特别怕疼、承受能力弱的产妇可选择此方式

附录
孕妈妈安胎保胎食物推荐

香蕉：香蕉是钾的极好来源，并含有丰富的叶酸和维生素 B_6，可保证胎宝宝神经管的正常发育，避免无脑、脊柱裂等严重畸形的发生。孕2 月，胎宝宝正处于身体器官与脑部发育的时期，多吃香蕉，对胎宝宝的发育十分有利。另外，钾还有降压、保护心脏与血管内皮的作用，这对于孕妈妈也是十分有利的。

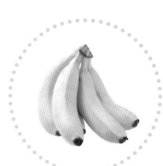

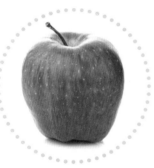

苹果：苹果中含有丰富的锌，而锌与人的记忆力关系密切，因此苹果素有"益智果"之美称。锌有利于胎宝宝大脑皮层边缘部海马区的发育，有助于增进胎宝宝后天的记忆力。孕妈妈缺锌会呈现多种与锌有关的异常，如胎宝宝体重下降、发育停滞、中枢神经系统受损等。特别是孕妈妈血锌水平非常低的话，还会出现流产等严重后果。孕妈妈每天吃 1 个苹果，即可以满足胎宝宝对锌的需求量。

番茄：番茄富含的维生素 A 原，能在母体内转化为维生素 A，促进胎宝宝骨骼生长，有防治佝偻病、夜盲症的作用。孕妈妈经常食用番茄，能增加胃液酸度，帮助消化，调节胃肠功能。另外，孕妈妈常吃番茄，可减少因激素变化引起的面部妊娠斑。

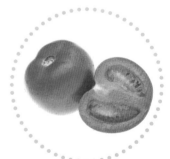

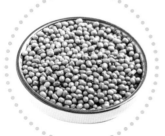

绿豆：绿豆中赖氨酸的含量高于其他食物。赖氨酸是一种人体必需的氨基酸，是合成蛋白质的重要物质，可以提高蛋白质的吸收和利用率，从而增进食欲和促进消化。绿豆富含蛋白质、多种维生素及锌、钙等矿物质，对胎宝宝都十分有利，孕妈妈可适量食用。

黄豆芽：黄豆芽中富含胎宝宝所必需的蛋白质，还可在孕妈妈体内进行储备，以供应分娩时的消耗及产后泌乳，同时可预防产后出血、便秘，提高母乳质量，所以黄豆芽是孕妈妈和新妈妈理想的蔬菜之一。

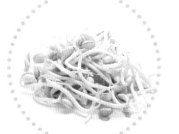

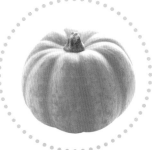

南瓜：南瓜的营养极为丰富，含丰富的膳食纤维、多种维生素和矿物质。孕妈妈食用南瓜，不仅能促进胎宝宝的脑部发育，增强其活力，还可防治妊娠水肿、妊娠高血压等孕期并发症，促进血凝及预防产后出血。

花生：花生富含蛋白质，对胎宝宝大脑发育十分有益。孕2月，胎宝宝大脑的发育正处于一个关键期，大脑细胞迅速增殖分化，体积增大。孕妈妈在此时可以多吃花生，有利于胎宝宝的大脑发育。另外，花生具有醒脾开胃、理气补血、润肺利水和健脑抗衰等功效，常吃花生对孕妈妈自身也有好处。

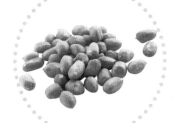

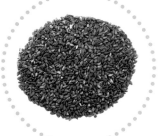

芝麻：孕妈妈从怀孕开始，就应该多吃一些芝麻。芝麻富含的钙、磷、铁，可以促进胎宝宝大脑发育，有效预防胎宝宝发育异常。另外，芝麻有补血、补肝、益肾、润肠、通乳、养发等功效，经常食用，对孕妈妈自身也有很好的调节身体和保健作用。

鱼肉：鱼肉富含蛋白质、维生素以及氨基酸、卵磷脂、钾、钙、锌等营养物质，这些都是胎宝宝发育的必需物质，尤其是对神经系统的发育十分有益。另外，鱼肉还富含较多的不饱和脂肪酸，促进胎宝宝的发育，还能有效预防妊娠高血压疾病的发生。因此，孕妈妈至少要保证1周吃1~2次鱼。

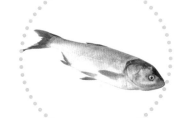

图书在版编目（CIP）数据

备孕调理身体助好孕 / 王琪主编 . -- 南京：江苏凤凰科学技术出版社，2020.6
（汉竹•亲亲乐读系列）
ISBN 978-7-5537-0787-7

Ⅰ.①备… Ⅱ.①王… Ⅲ.①优生优育－基本知识Ⅳ.① R169.1

中国版本图书馆 CIP 数据核字 (2019) 第 177247 号

凤凰汉竹

中国健康生活图书实力品牌

备孕调理身体助好孕

主　　　编	王　琪
编　　著	汉　竹
责 任 编 辑	刘玉锋
特 邀 编 辑	苏清书　李佳昕　张　欢
责 任 校 对	杜秋宁
责 任 监 制	刘文洋

出 版 发 行	江苏凤凰科学技术出版社
出版社地址	南京市湖南路 1 号 A 楼，邮编：210009
出版社网址	http://www.pspress.cn
印　　刷	合肥精艺印刷有限公司

开　　　本	715 mm × 868mm　1/12
印　　张	13
字　　数	260 000
版　　次	2020 年 6 月第 1 版
印　　次	2020 年 6 月第 1 次印刷

标 准 书 号	ISBN 978-7-5537-0787-7
定　　价	39.80 元

图书如有印装质量问题，可向我社出版科调换。